NHK ためしてガッテン

ガッテン流！

脱・糖尿病の新ワザ

［編］NHK科学・環境番組部／アスコム

アスコム

ガッテン流！　脱・糖尿病の新ワザ　目次

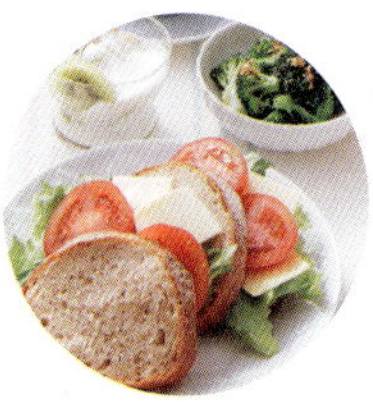

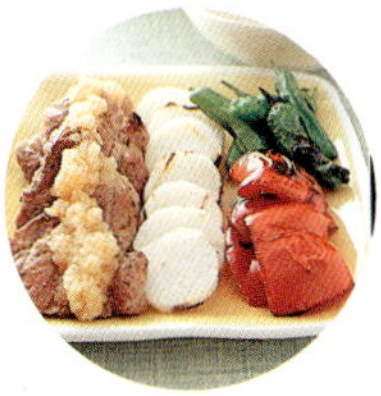

本書は2005年刊行の『「脱・糖尿病」の裏ワザ』を装いをあらたに再発行したものです。

［ためしてガッテン］放送時間　NHK総合　毎週水曜日　午後8時～8時45分

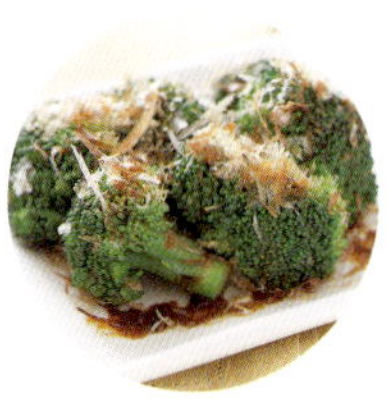

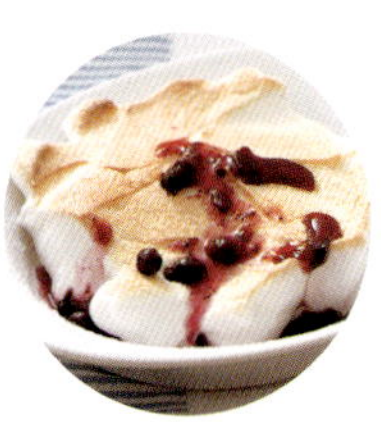

糖尿病患者の2つの問題を一挙解決！

いま、半数もの糖尿病患者が治療を続けられずにいます。

その理由のひとつが、大量の薬を服用、または注射し続けなければならないこと。糖尿病には自覚症状がほとんどありませんが、多い場合は1日8回も薬を服用、もしくは注射しなければなりません。「薬をたくさん飲んだのによくなった実感がない…」という思いから、治療を中断してしまうのです。

もうひとつの理由は、「低血糖」という副作用。体調や食事の量によっては、薬が原因で血糖値が下がりすぎる場合があります。重篤な場合は意識が混濁したり、命を失う危険性もあるので、患者は薬に抵抗感をもつようになるのです。

しかし、2010年に日本で発売開始となった新薬なら、この2つの問題を解決してくれます。

ガッテン 新 トピックス

糖尿病の革新的新薬の登場！

新薬の生みの親はドクトカゲ!?

新薬が生まれるきっかけとなったのは、なんとアメリカドクトカゲ！　エサの少ない砂漠で生きるアメリカドクトカゲは、一度に大量に食べますが、このとき血糖値はほとんど変化しません。アメリカドクトカゲには、血糖値が上昇することを前もって知らせる「お知らせ物質」を出す器官が口の中にあります。糖が口に入ると「お知らせ物質」がすい臓をすぐ刺激するため、血糖値を下げるホルモン「インスリン」が出やすくなります。だから血糖値がほとんど上がらずに済むのです。

じつは人間の場合も、「お知らせ物質」を出す器官が小腸にありますが、糖尿病患者の場合、すい臓が目覚めるのが遅く、しかも作られるインスリンの量も少ないので、血糖値が上がってしまうのです。

そこで、トカゲの「お知らせ物質」を参考に新薬が作られました。この薬を服用することで、すい臓を目覚めさせ、血糖値を適切にコントロールさせます。しかも、この「お知らせ物質」は分解されにくく長持ちするので少ない投与でOKに！

小腸から出る「お知らせ物質」は「インクレチン」というホルモンなので新薬は「インクレチン関連薬」と呼ばれています。注射薬と飲み薬があり1日1～2回の投与で大丈夫です。

■インクレチン関連薬のメリット

●高血糖の状態が短くなる
●低血糖の副作用がない
●1日1～2回でOK

■新薬・インクレチン関連薬の注意点

1. 1型糖尿病や病歴の長い2型糖尿病の患者のように、インスリンの補充が不可欠な患者には使用できない。
2. 他の糖尿病治療薬と併用した場合、低血糖が起きる場合がある。

※使用の際は必ず糖尿病の専門医に相談してください。糖尿病専門医は糖尿病学会のホームページhttp://www.jds.or.jp/ で検索することが可能。

※実際の薬に使われているお知らせ物質は人工的に合成・製造されたものです。トカゲから抽出したものを直接使っているわけではありません。また、トカゲの毒に由来するものではありません。

ガッテン流

日本人のための

糖尿病を防ぐ3つの新常識とは？

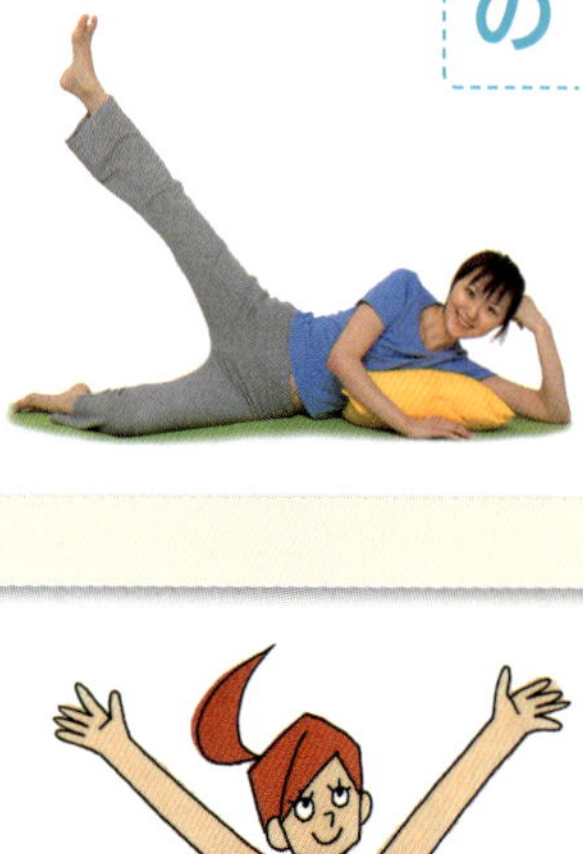

キーワードは
\\がんばらない//

糖尿病を予防・改善するためには「食事制限と運動で、体脂肪を減らす」というのが常識。

しかし、これをがんばり続けるのは簡単なことではありません。

だから……

新常識 1 運動でがんばらない

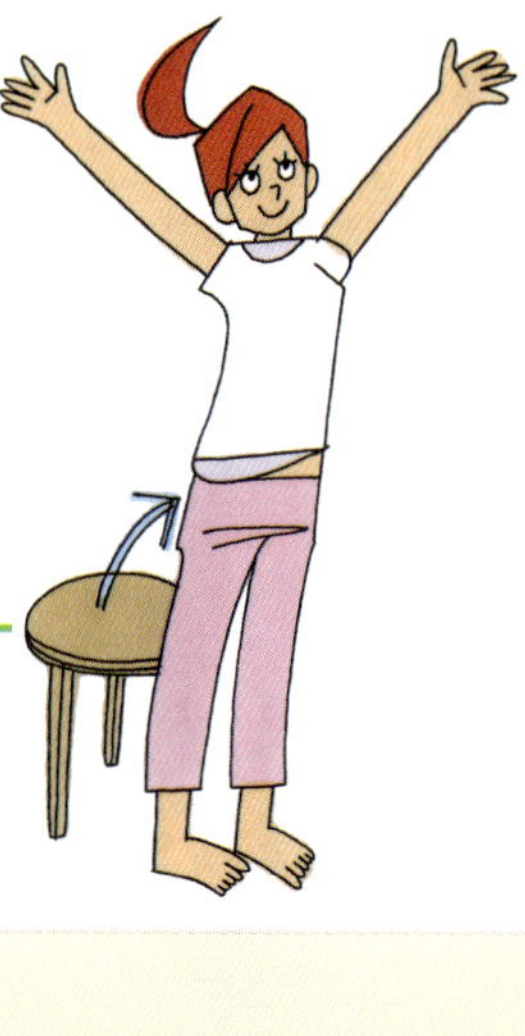

“ものぐさ筋トレ体操”でも血糖値は下がる！

つらい運動は必要なし。ゴロ寝の延長でできる「これが運動？」と思うようなものぐさな動きでも、血糖コントロールはできます。

新常識 2 カロリー計算でがんばらない

“朝食のタイミング”で血糖値は下がる！

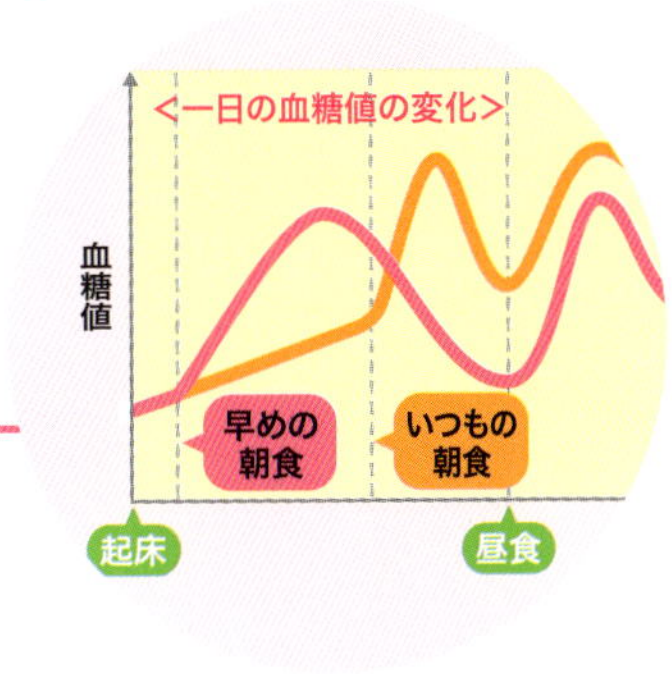

めんどうなカロリー計算は必要なし。食事のタイミングを変えるだけでも、血糖値改善に効果があります。

新常識 3 食事制限でがんばらない

“料理の裏ワザ”で血糖値は下がる！

「おいしいものはガマン」という思い込みは捨てましょう。料理の工夫で、食事を楽しみながらでも血糖値を抑えられます。

“がんばらない”から続けられます

食事制限をきちんとして、運動量が多いほど効果は上がります。しかし、糖尿病対策は一生の問題です。無理をしてすぐに挫折するより、少しでもラクな方法で、長く続けるほうが効果が大きいのです。

ガッテン流
糖尿病の新常識
1

〝ものぐさ筋トレ体操〟でも血糖値は下がる！

こんな経験はありませんか？

運動が続かないあなたは、こんな落とし穴にはまっていませんか？

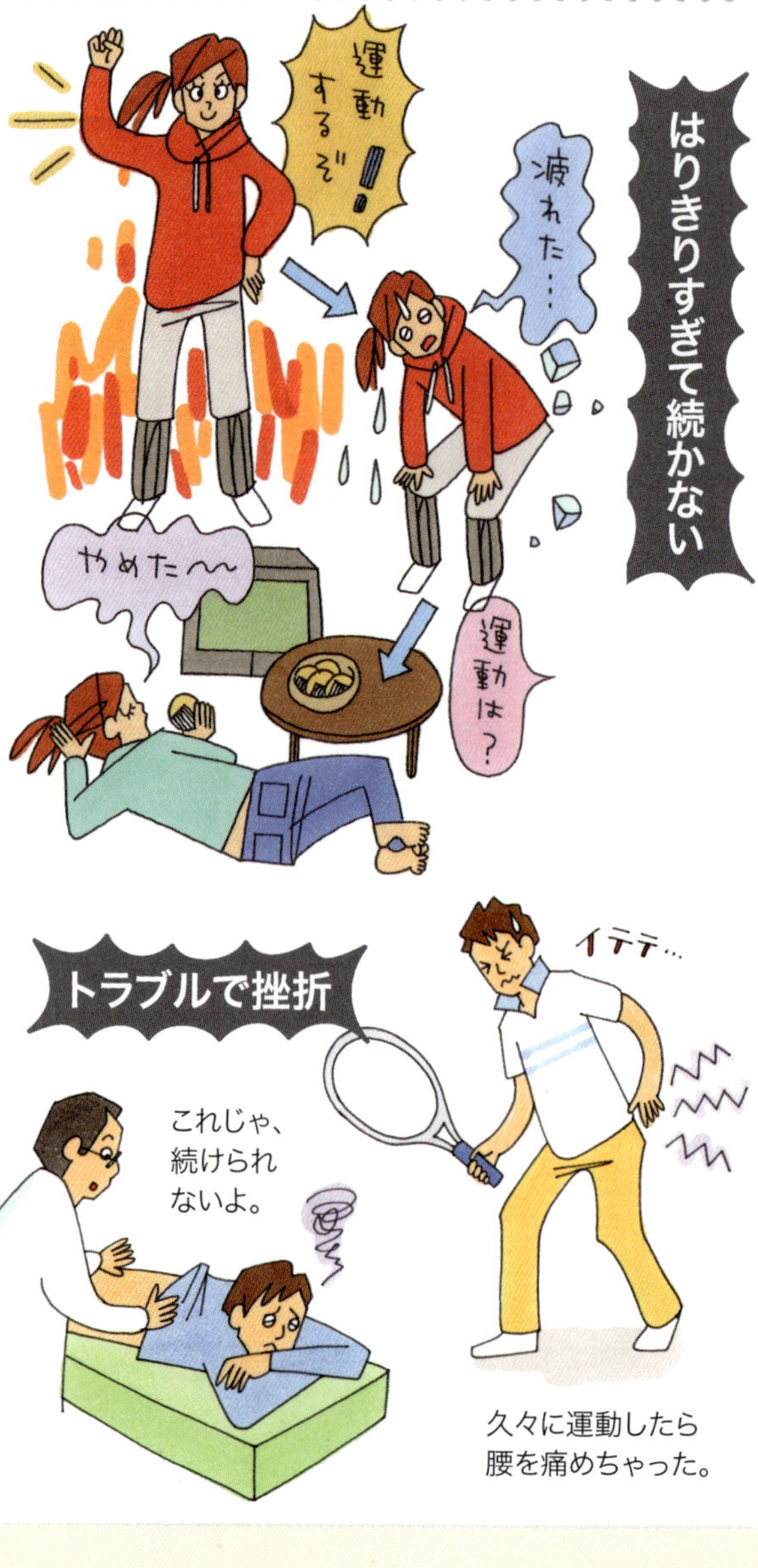
はりきりすぎて続かない
運動するぞ！！
疲れた…
やめた〜〜
運動は？
トラブルで挫折
イテテ…
これじゃ、続けられないよ。
久々に運動したら腰を痛めちゃった。

そんなあなたに朗報！

きつい運動をしなくても血糖値は下がります

たとえば、こんな〝ものぐさ筋トレ体操〟でOK！

ゴロ寝の延長でもできる

運動ぎらいなあなたでも大丈夫。食後のくつろぎタイムや夜寝る前のふとんの上でも気軽にできる〝ものぐさ筋トレ体操〟で血糖値を改善できます。

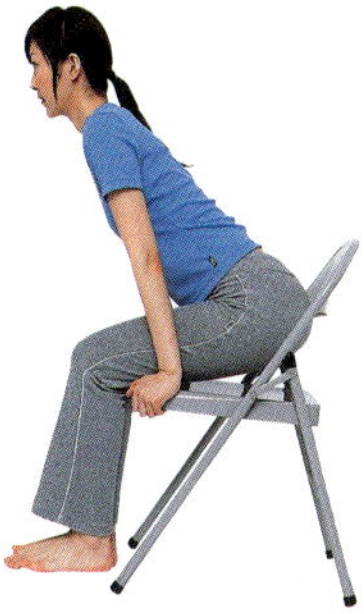

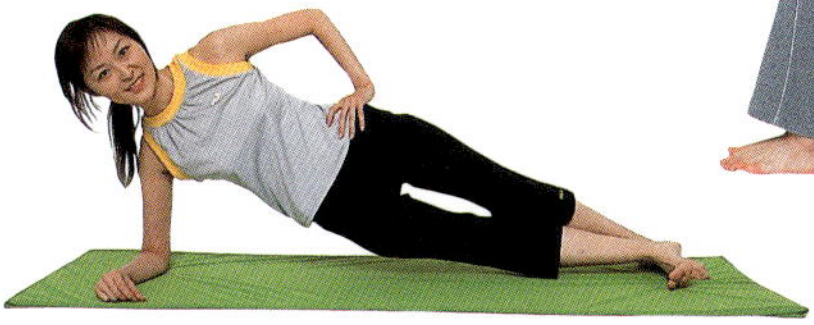

いつでもどこでも気軽にできる

忙しくても大丈夫。〝ものぐさ筋トレ体操〟なら、家事や入浴、通勤や買い物など、毎日のちょっとした時間にだって、運動量を増やせます。

乗り物の中で

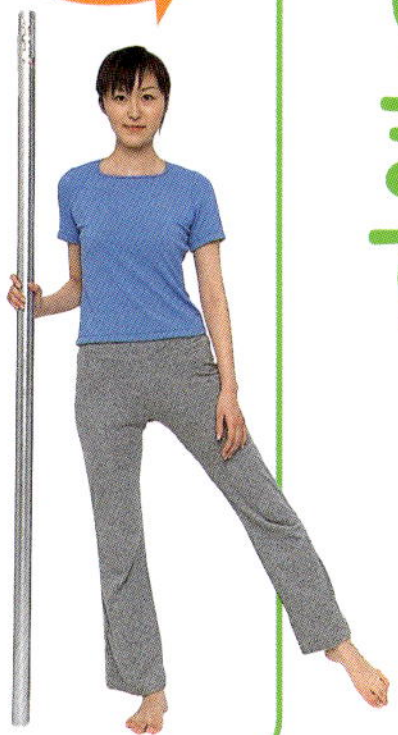

テレビを見ながら

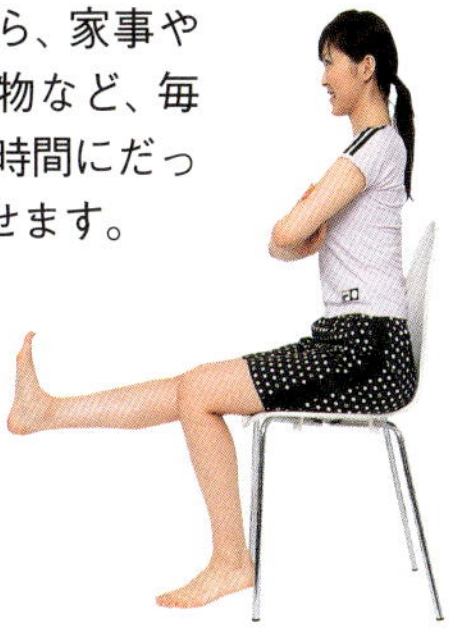

立ち上がるだけで筋力レベルがわかる

〝立ち上がりテスト〟も紹介！

運動を長続きさせる秘訣は、自分の筋力レベルに合った無理のない運動を選ぶこと。筋力レベルが簡単にわかるテストで、あなたに合った体操が見つかります。

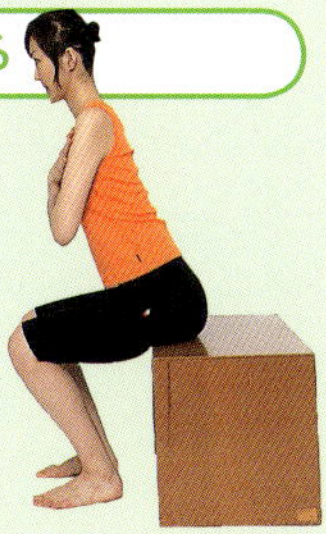

詳しくは第1章へ
(P17～P50)

ガッテン流
糖尿病の新常識
2

“朝食のタイミング”で血糖値は下がる！

こんな経験はありませんか？

**食べすぎていないのに
血糖値が高めのあなたは、
こんな壁にぶつかっていませんか？**

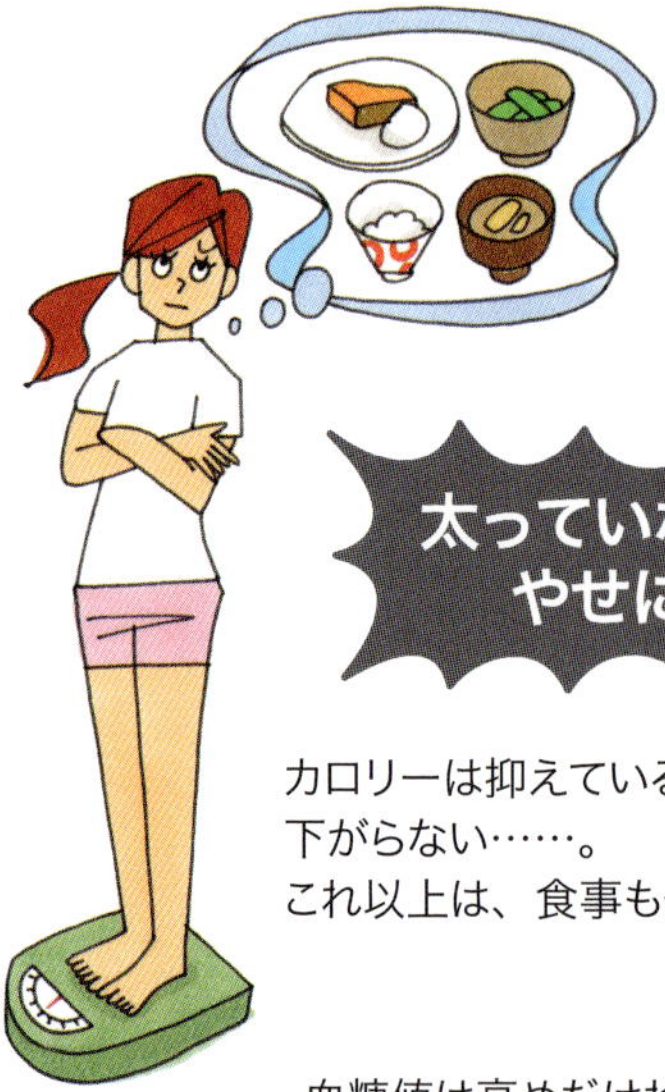

**太っていないので
やせにくい**

カロリーは抑えているはずなのに血糖値が下がらない……。
これ以上は、食事も体重も減らせないわ。

血糖値は高めだけれど、
カロリー計算なんてしていられない。

**カロリー計算は
めんどう**

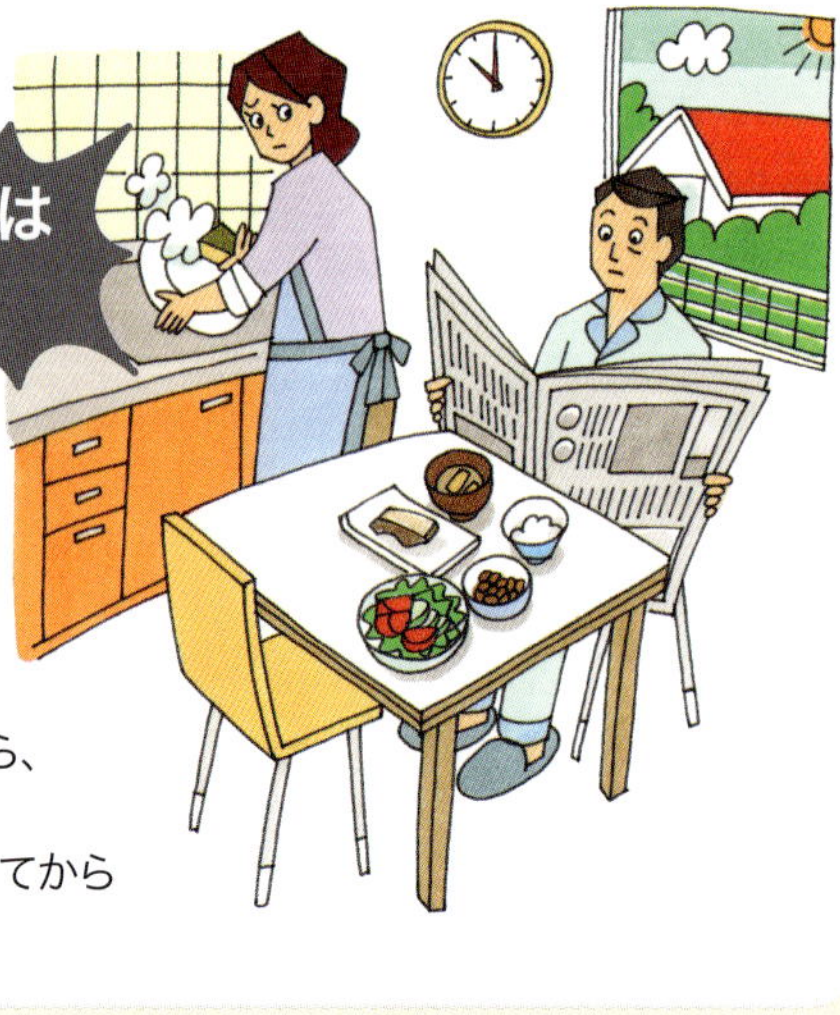

朝は食欲がないから、
食べなかったり、
起きてしばらく経ってから
食べてしまう。

そんな
あなたに
朗報！

食事の時間をいつもと変えるだけでも血糖値は下がります

たとえば、朝食の時間を早めるだけでOK！

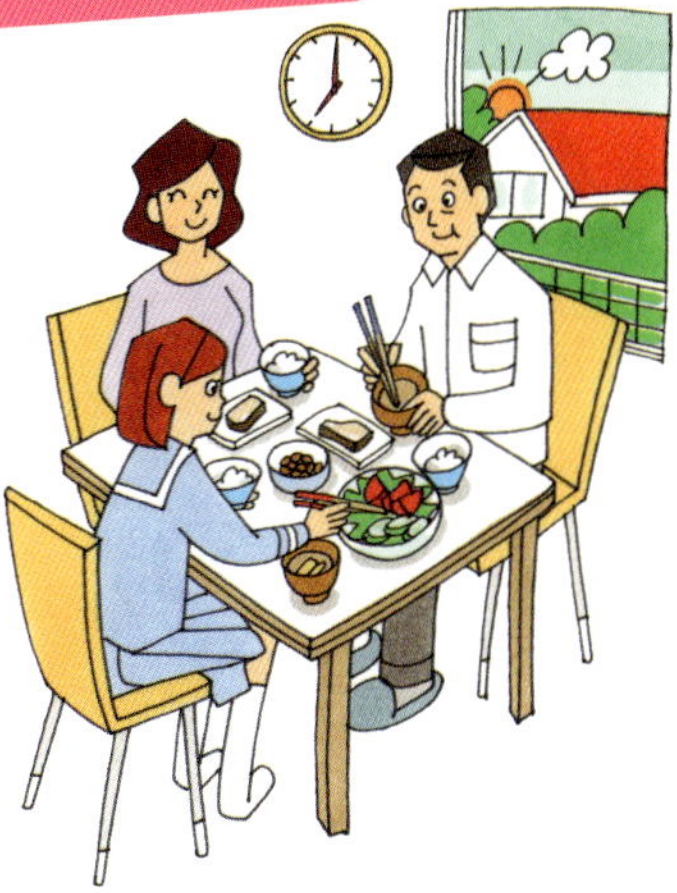

朝食は起きたら間をおかずに食べる

食べる量は同じでも、起きてからできるだけ早く朝食をとるだけで、その日１日中の血糖値を低く抑えられます。

朝食はスピードワザで手早く食卓へ

朝食をなるべく早く食べるためには、調理のスピードワザがものをいいます。電子レンジなどの調理器具やスピード食材をフル活用しましょう。

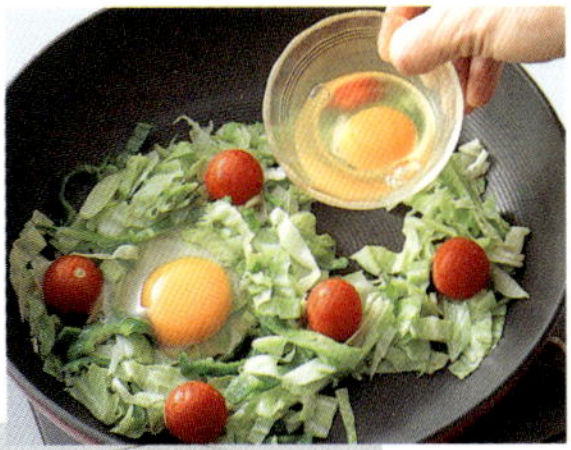

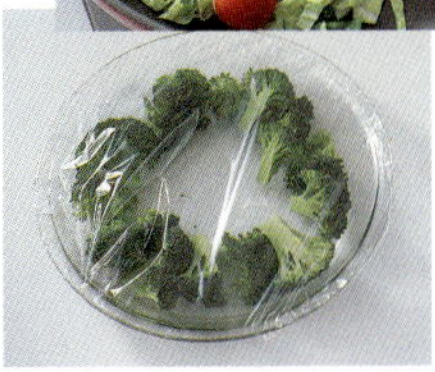

起きて20分で食卓に出せる

"スピード朝食レシピ"も紹介！

簡単に作れてカロリーダウンの工夫もいっぱい！　血糖値が気になるあなたに役立つ朝食レシピを紹介します。

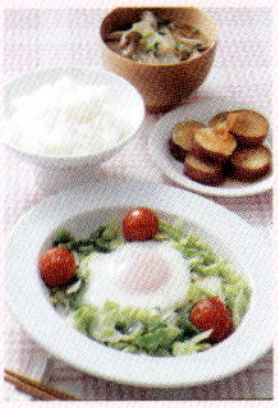

詳しくは
第２章へ
（P51～P63）

ガッテン流
糖尿病の新常識
3

〝料理の裏ワザ〟で血糖値は下がる！

こんな経験はありませんか？

**食事制限が続かないあなたは
こんな理由で失敗していませんか？**

**高カロリー食を
食べてしまう**

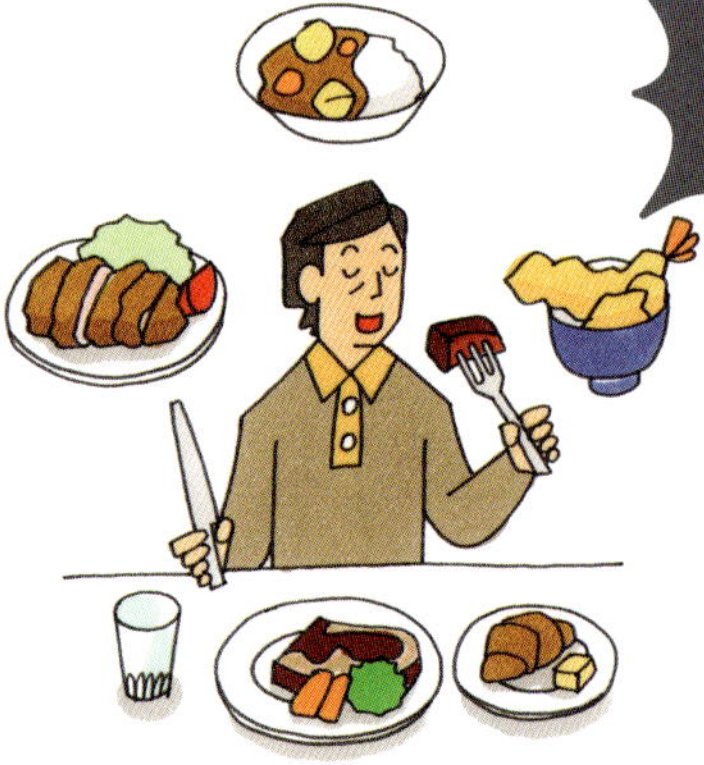

低カロリー食なんて
おいしくないものばかり！
食べたいものを食べると
ついカロリーオーバーに。

**おなかいっぱい
食べてしまう**

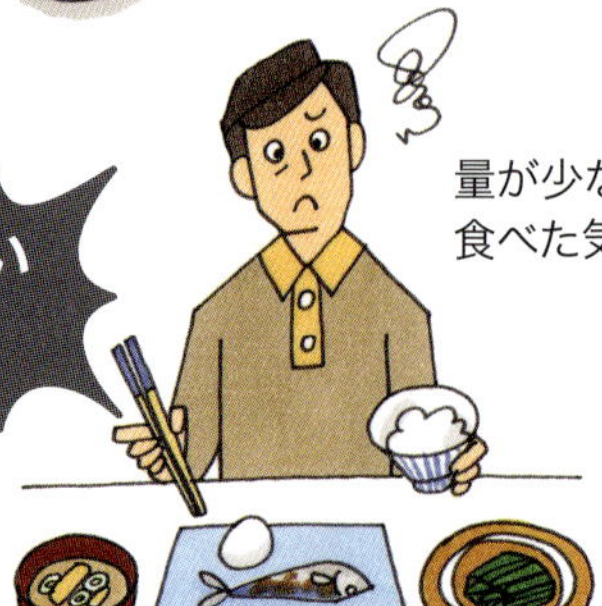

量が少ないと
食べた気がしない。

**甘いものが
がまんできない！**

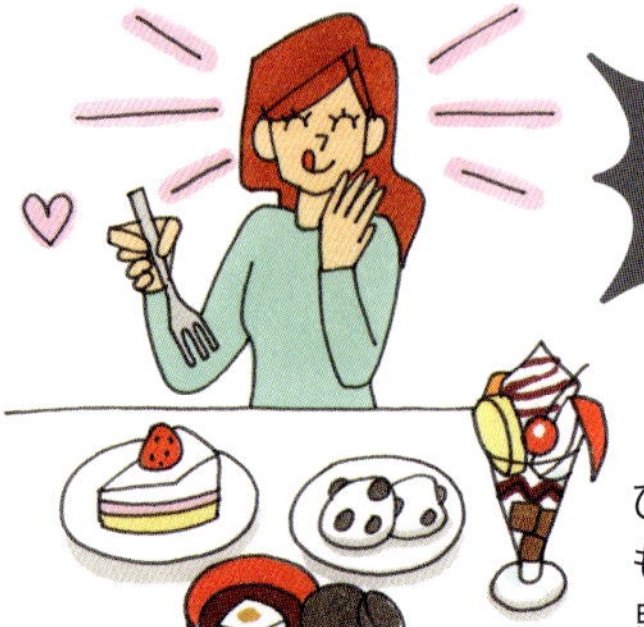

ひたすらがまんしていたけれど
もう、ダメ！
思いっきり食べちゃおう！

そんな
あなたに
朗報！

料理の工夫しだいで、おいしく食べても血糖値は下がります

たとえば、こんなひと工夫でOK！

血糖値の上昇を抑える食材を使う

血糖値の上昇をゆっくりにする働きを持つ食材を使えば、高血糖の悪影響を少なくすることができます。

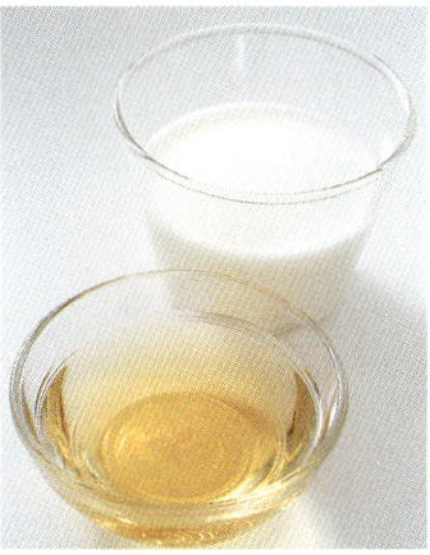

牛乳や酢の効果にも注目！

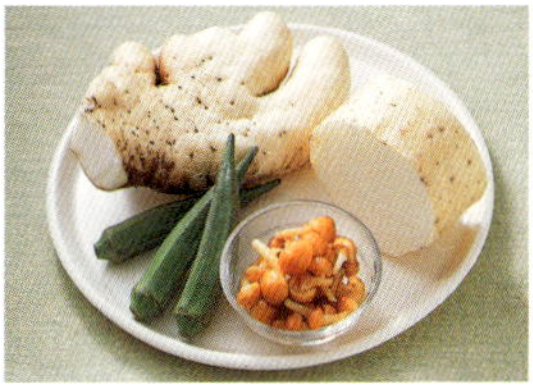

山いもなどのネバネバ食材もゆっくり消化に効果あり。

調理ワザで低カロリー食をグルメ食に変える

「低カロリー食はおいしくない」というのは思い込みです。ポイントは調理の工夫で満足感を得ること。応用自在の裏ワザを紹介します。

話題の寒天を活用！

血糖値改善効果で注目の寒天をおいしく食べて効果アップ！

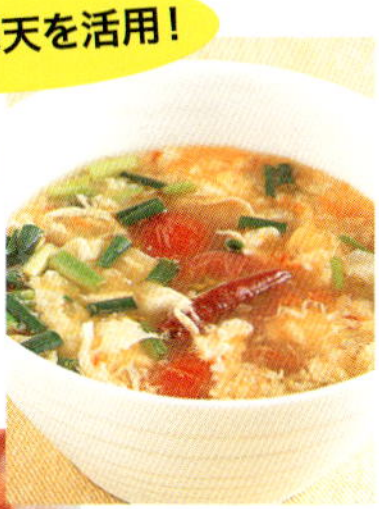

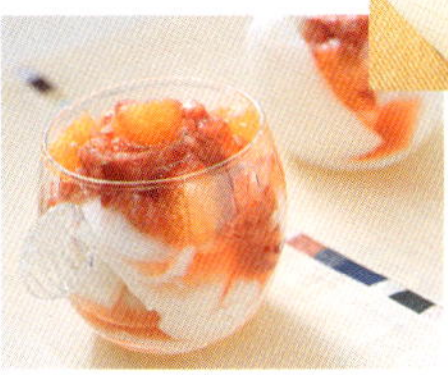

甘いものも工夫しだいでもっと楽しめます！

詳しくは第３章へ
(P65～P103)

このほか、ボリュームたっぷりの"低カロリーレシピ"を紹介！

あなたのカン違いをチェック！

糖尿病新常識クイズ

日本人の糖尿病患者は予備軍も含めると2200万人。40歳以上ではなんと5人に1人という割合です。決して他人ごとではない病気であるにもかかわらず、現実にはまだまだ理解されていないことが多いのです。思わぬ落とし穴に陥らないために、間違った思い込みをしていないかどうかをチェック！

クイズ1

尿に糖が出ていないから糖尿病ではない。

□はい □いいえ

答えは いいえ

糖尿病でも尿に糖が出ない場合もあります。

クイズ2

自覚症状がなければ、治療の必要はない。

□はい □いいえ

答えは いいえ

糖尿病はほとんど症状がないまま進行し、合併症を招きます。

クイズ3

血糖値が高めだが、薬を飲んでいるから大丈夫。

□はい □いいえ

答えは いいえ

あくまでも生活習慣の改善が基本。薬は万能ではありません。

クイズ4

糖尿病と診断されたが、血糖値が正常にもどったからもう大丈夫だ。

□はい □いいえ

答えは いいえ

一度糖尿病になったら油断は禁物。定期的な検査が必要です。

糖尿病の本当の怖さは合併症にある！

糖尿病は血液中のブドウ糖の濃度（＝血糖値）が異常に高くなる病気です。血糖値が高くなっても、初期にはほとんど自覚症状が現れませんが、糖尿病の本当の怖さは高血糖状態が長期間続くことによって起こる合併症にあります。

血液中に糖が増えすぎると、赤血球がくっつきやすくなり、さらに硬くもなって、流れが悪くなります。また、活性酸素も増え、その結果血管が酸化されて破壊されるという現象も起こります。

こうしたダメージを受けやすいのが、目や腎臓、足の末端な

血糖コントロールのカギを握るインスリンとは？

　食べ物から得た糖質は、消化されてブドウ糖になり、血液中に入ります。そのため、食後は血糖値が上昇しますが、正常であればすい臓からインスリンというホルモンが分泌され、血液中の糖を細胞内に取り込んで、血糖値を下げる働きをします。ところが、太っていると脂肪細胞からインスリンの働きを阻害する物質が分泌され、高血糖状態が続きます。また、体質的にインスリンの分泌量が少ない場合も血糖値が下がりにくく、糖尿病の原因になります。

■糖尿病発症から合併症になるまで

糖尿病発症

※適切な治療を行わないと…

5年後 ↓
神経障害
（手足のしびれ・感覚まひ）

10年後 ↓
目の障害
（黒い点が見える・目がかすむ）

15年後 ↓
腎臓の障害
（タンパク尿がおりるなど）

20年後
三大合併症
- 網膜症 → 失明
- 腎　症 → 人工透析
- 壊　疽 → 足の切断

■１型糖尿病について

　糖尿病には１型と２型があり、原因も治療法も違います。２型糖尿病は主に生活習慣が原因で起こるもので、本書はこの２型を予防・改善するための記事で構成しています。

　１型は生活習慣に関係なく、インスリンが欠乏して起こります。１型は患者全体の５％と少数ですが、２型と混同されがちで、「生活習慣が悪かったのではないか」という誤解に悩む患者さんも多いのが現状です。

　１型の場合、注射などでインスリンを補う治療を行えば、普通の生活を送れます。最近では、インスリンを分泌する「すい島」を点滴で移植するという治療法も登場しています。

１型糖尿病と２型糖尿病の違い

	１型	２型
発症年齢	20歳までに発症することが多い	中高年が多い
原因	原因は不明	遺伝＋生活習慣
特徴	インスリンが出なくなる	インスリンの不足＋インスリンの効き目の低下
治療	インスリンの注射	生活習慣の改善が基本

どの毛細血管です。そのため、糖尿病の三大合併症といわれる網膜症、腎症、足などの神経障害や壊《え》疽《そ》が引き起こされるのです。これらの合併症は悪化すると上図にあるように、失明や人工透析、足の切断といった事態を引き起こします。痛くもかゆくもないからと、なんの対策もとらずにいると、思わぬ落とし穴に陥ることになるのです。

　さらには動脈硬化を促進し、心筋梗塞や脳卒中になる危険性も高めてしまいます。つまり、糖尿病対策の最大の目的は、合併症を引き起こすことなく天寿をまっとうできるように、血糖値をコントロールすることなのです。

ガッテンコラム 1

日本人のための新・糖尿病対策

日本初の大規模調査による最新情報！

症状によっては薬も処方されますが、血糖値を上手にコントロールするには、食生活や運動などの生活習慣の改善がなによりも大切です。

とはいえ、一度身についた生活習慣を改めるのは難しく、途中であきらめてしまう人が多いのも現実です。しかし、最新の研究で、日本人の場合は、厳しい食事制限や激しい運動ではなく、もっとラクな方法でも効果が期待できることがわかってきました。

その根拠となるのが、日本人の糖尿病患者2000人を対象にした日本初の大規模調査（日本糖尿病臨床介入試験）です。この調査の中間報告で、次のような新事実が明らかになりました。

●日本人の患者には太っている人が少ない。

肥満度（BMI＝体重(kg)÷身長(m)÷身長(m)）

日本人平均　22・7

糖尿病患者平均　23・1

※25以上が肥満とされる

●改善組と悪化組では摂取カロリーに大きな差がなかった。

1日の総摂取カロリー

改善組平均　1746kcal

悪化組平均　1759kcal

●改善組のほうが悪化組より運動量が多かった。

この結果から、太っていない人が多い日本人患者には、カロリー制限や減量での症状の改善に限界があることが判明。また、運動の重要性も改めて確認されました。

これまで、糖尿病治療とは摂取カロリーを減らし、運動をしてひたすら減量することだと強調されてきました。それは、肥満者の多い欧米人患者の研究をもとに考えられた治療法でした。それが今回の調査によりこれまでの常識が、日本人の多くには必ずしもあてはまらないことが判明したのです。

2010年7月に施行された新糖尿病診断基準では

血糖値が①空腹時126 mg/dl 以上、②75gブドウ糖経口負荷試験2時間後200 mg/dl 以上、③随時200 mg/dl 以上のいずれかと、ヘモグロビンA1cが6.5%以上（現在使用しているJDS 値で6.1%以上）の両方に該当する場合、糖尿病と診断される。
(日本糖尿病学会:「糖尿病の分類と診断基準に関する委員会報告」より引用改変)

「隠れ糖尿病」もわかるヘモグロビンA1c検査

集団検診などでは、空腹時の血糖値を検査することが多いのですが、空腹時には正常でも、食後に血糖値が異常に高い、いわば「隠れ糖尿病」も多いことがわかってきました。ヘモグロビンA1cの検査では、1～2か月間の血糖値の状態がわかります。そのため、「隠れ糖尿病」も正しく診断できるのです。血糖値が正常でも、ヘモグロビンA1cが高ければ糖尿病と診断されます。

第1章

新常識

1

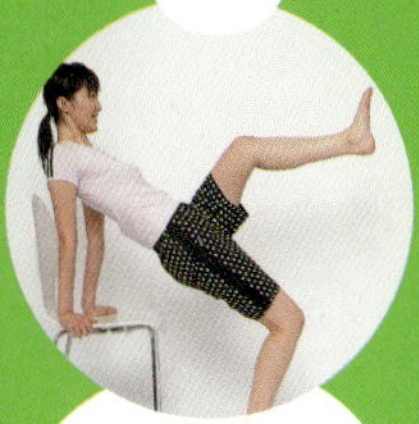

“ものぐさ筋トレ体操”で血糖値は下がる！

ラクだから続く！
“ものぐさ筋トレ体操”のすすめ

最新の研究でわかった運動の新常識とは？

日本人の糖尿病患者を対象にした初めての大規模調査（P16参照）では、症状が悪化した患者と、改善した患者の生活習慣を比較したデータが発表されました。データによると、悪化組と改善組の1日の総摂取カロリーの平均はほとんど同じでした。

また、体重についても、それぞれ悪化、改善の前後でほとんど変化がないという結果が出たのです。唯一両者で差があったのは、毎日の運動量でした。

こうしたことから、これまで考えられていた以上に運動には効果があり、しかも減量するほどの運動量ではなくても、血糖値を改善できることがわかってきたのです。

さらに、同じ調査により、日本人の糖尿病患者には太っていない人が多く、減量だけで治療するには限界があることもわかりました。

これまでは、患者に肥満者の多い欧米の患者の研究をもとにしていたため、「運動治療の第一の目的は減量」というのが常識でした。そのた

ものぐさ筋トレ体操による筋肉刺激のメカニズム

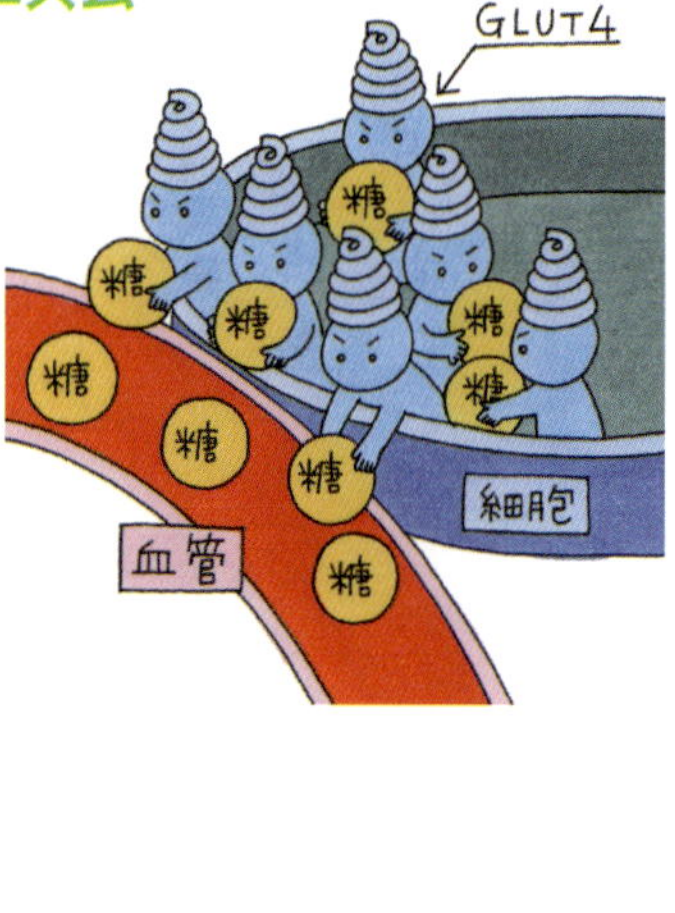

筋肉が刺激されると、細胞内にあるタンパク質ＧＬＵＴ４が活発に働き、盛んに血液中の糖を細胞内に取り込むようになります。

め、ウォーキングやジョギングなどの有酸素運動がすすめられてきたのです。ところが、これらの運動は確かに効果的ですが、運動不足の人や高齢者が急に始めると体を痛める危険もあります。とくに運動が苦手な人にはつらいものでしかなく、敷居の高いものでした。ですから、軽い運動でも効果があるという新事実は、多くの患者にとって、まさに朗報です。

筋肉が刺激できれば改善効果あり！

そこでおすすめしたいのが、運動ぎらいの人でも気軽にできるものぐさ筋トレ体操です。この体操は、ゴロ寝やソファーにすわった状態でもOK。ものぐさで簡単な動作でも、筋肉を刺激できれば効果があるのです。

その秘密は筋肉の細胞の中にあります。筋肉が刺激されると、細胞内でGLUT《グルット》4《フォー》というタンパク質の

体操の筋肉刺激でGLUT4が大活躍

運動前　運動後

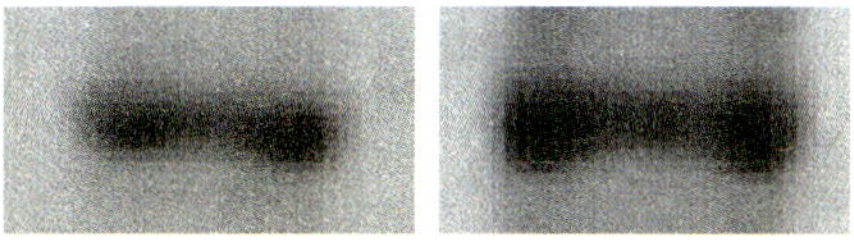

糖尿病を発症した実験用のねずみに、足の筋肉を使う運動をさせたところ、細胞内のGLUT4が、運動前の2倍以上に活性化していました。色の濃い部分がGLUT4。運動後のほうが活発になっているのがわかります。

ためしてみました

運動ぎらいでもOK！

“ものぐさ筋トレ体操”で血糖値が下がった

番組にご登場いただいた糖尿病患者のAさんは大の運動ぎらい。ウォーキングマシンもほこりをかぶっていました。そこで「お尻浮かし」（P26）「バンザイ」（P32）「タオルたぐり寄せ」（P33）の3種の“ものぐさ筋トレ体操”を5分ずつ、1日に6回ほど続けました。すると2週間後には空腹時血糖値は233ml／dlから103ml／dlに、これまで7.0～8.0を上下していたヘモグロビンA1c（P16参照）も、今まで下がったことのない6.7にまで改善していました。

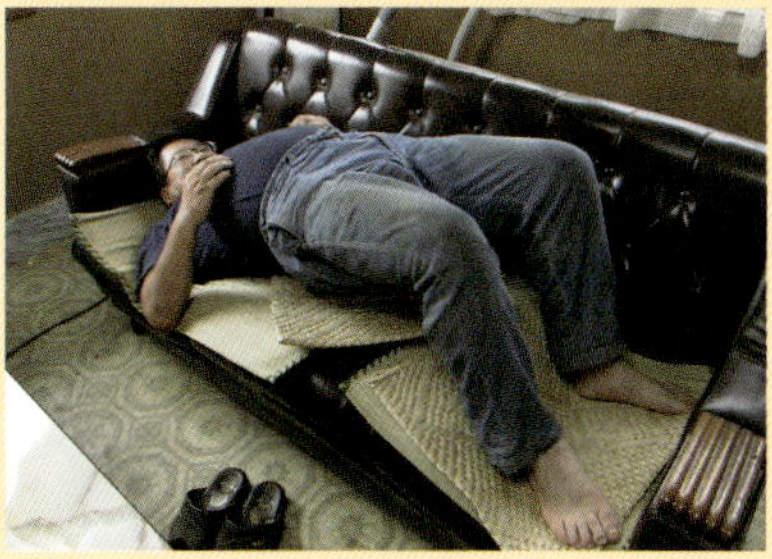

一種が活発に働き、血液中の糖を細胞内に盛んに取り込むようになります。このＧＬＵＴ４の活躍で血糖値が下がるのです（19ページ左上図参照）。

〝ものぐさ筋トレ体操〟は、体の重心を移動する動きで筋肉を刺激する体操です。どんな姿勢でもラクにできるうえ、移動の幅や方向を変えることで、簡単に負荷を調整できるのです。

長続きの秘訣は筋力テスト

糖尿病対策は少しずつでも続けることが大切です。急に自分に合わない運動を始めて、体を痛めてしまっては長続きしません。そこで本書では、筋力レベルに合った体操を選べるように、簡単に筋力レベルがわかる〝立ち上がりテスト〟から紹介します。

気の向いたときに無理せずできる

〝ものぐさ筋トレ体操〟3つのラクラクポイント

1 毎日やらなくてもOK！

筋肉刺激によるＧＬＵＴ４の活性化効果は３日ほど持続します。もちろん、まめに行えば、さらに効果が期待できます。

2 疲れたら、やめてもOK！

決めた回数を無理にこなす必要なし。逆に少しでも疲れを感じたら、すぐにやめて休むのが〝ものぐさ筋トレ体操〟の鉄則です。

3 飽きてしまってもOK！

同じ体操に飽きたら、別の体操にチャレンジするチャンスです。別の筋肉が刺激されることになって改善効果もアップ！

〝ものぐさ筋トレ体操〟を始める前に

〝立ち上がりテスト〟で自分の筋力レベルを確認しましょう。

ガッテン流 運動の裏ワザ

〝立ち上がりテスト〟で体操効果を倍増！

体力レベルに合った体操でケガを予防

だれにでも手軽にできる〝ものぐさ筋トレ体操〟ですが、長く続けるためにも、思わぬトラブルを予防するためにも、筋力レベルに合わせて無理なく体を動かすことが大切です。まず、筋力テストをして、どのレベルの体操なら自分が無理なくできるのかを、確認しましょう。

手軽な筋力テストとしておすすめなのが、立ち上がるだけで筋力レベルがわかる〝立ち上がりテスト〟です。このテストでは、各レベルで決められた高さの台にすわり、両脚または片脚で立ち上がれるかどうかをみることで、自分の運動能力を判定します。これは立ち上がるための筋力と、運動能力に、ある相関関係があるという研究をもとに考えられたものです（下記コラム参照）。

〝ものぐさ筋トレ体操〟でも、続ければ運動能力のレベルアップも期待大。ときどきテストをしてレベルアップをはげみに続けましょう。

立ち上がる力と運動能力の関係とは？

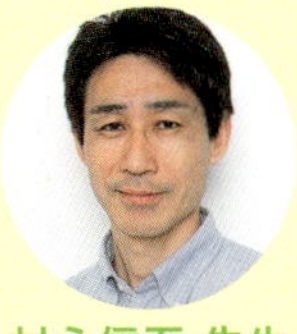

村永信吾 先生
長年運動療法や筋肉トレーニングの研究、指導に携わる。現在亀田総合病院リハビリテーション事業管理部長。医学博士・理学療法士。

脚の筋肉は、体重の支持、重心の移動、ひざ関節の固定など、運動時に大切な役割を担っています。ですから、人の運動能力は、体重に対して脚の筋力がどの程度あるか（ひざ関節伸展筋力÷体重）をみることで、ある程度判断できます。

これまで蓄積した膨大な臨床データを検証した結果、こうした脚の筋力には、立ち上がる力と相関関係があることがわかりました。これを応用したのが〝立ち上がりテスト〟です。

糖尿病の患者さんの場合、年齢の割に筋力の衰えが目立つ方が多く、それがさらに血糖をコントロールする力を低下させていると考えられます。〝ものぐさ筋トレ体操〟と立ち上がりテストを組み合わせて、糖尿病改善に役立ててください。

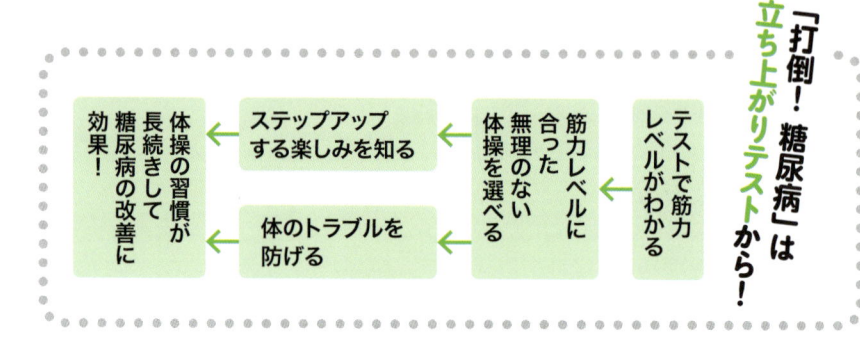

「打倒！糖尿病」は立ち上がりテストから！

テストで筋力レベルがわかる
↓
筋力レベルに合った無理のない体操を選べる
↓
ステップアップする楽しみを知る／体のトラブルを防げる
↓
体操の習慣が長続きして糖尿病の改善に効果！

立ち上がるだけで、筋力レベルがわかる！

"立ち上がりテスト"の方法

1 左の決められた条件で立ち上がり、レベルを判定。

レベルごとに決められた条件で、以下の要領で立ち上がります。最初はレベル1から行い、立ち上がれたら次のレベルに進みます。

レベル1 両脚で40㎝の高さから
←
レベル2 両脚で20㎝の高さから
←
レベル3 片脚で40㎝の高さから
←
レベル4 片脚で30㎝の高さから

両脚の場合の立ち上がり方

台に浅めに腰をかけ、ひざはやや深めに曲げます（足と床面が70度になるくらい）。手を胸の前で組み、上体を少し前に倒します。

反動をつけないようにして立ち上がります。

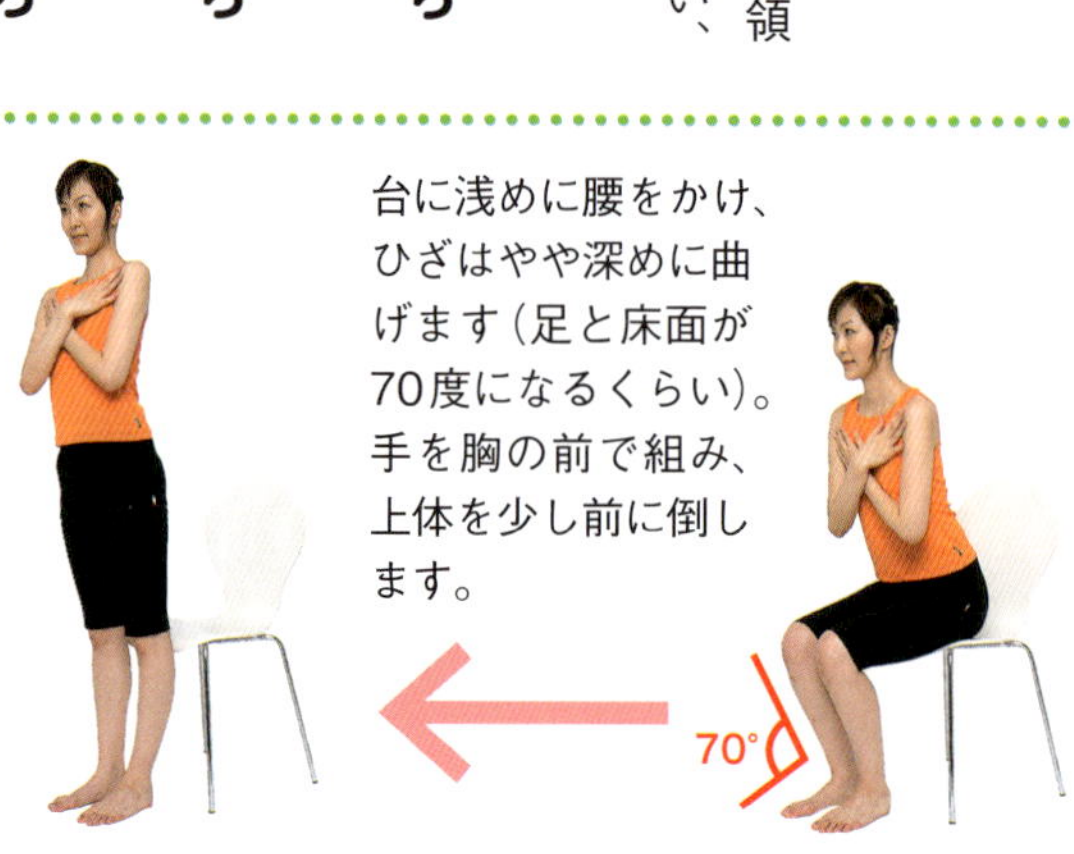

40㎝・30㎝・20㎝の台は何を使う？

20㎝

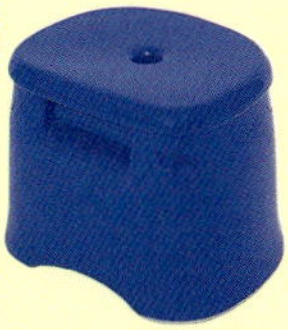

階段や風呂用のいすを使います（浴室でのテストはすべるので行わないでください）。

30㎝

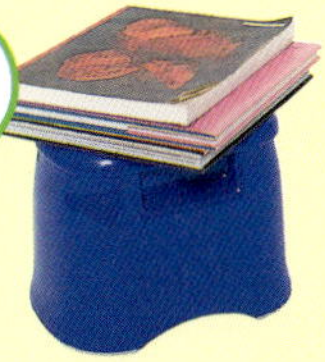

階段や風呂用のいす（高さ約20㎝）に本や雑誌を重ねて30㎝に調整します。転倒にご注意を。

40㎝

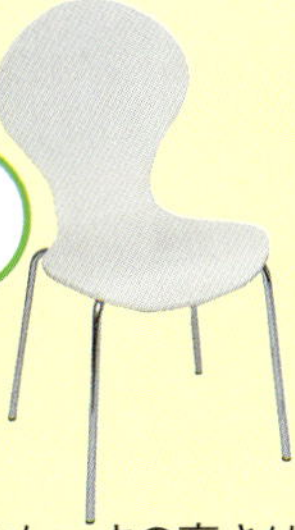

標準的ないすの高さはほぼ40㎝。車輪のついていない安定したいすを使います。

2 立ち上がれたら、そのレベルの運動はOK！

立ち上がって、静止できたら立ち上がれたと判断します。次のページの「判定表」で自分の筋力レベルを知りましょう。

- 高齢者とバランスに自信のない人は、絶対にやらないようにしてください。少しでも不安があればやめてください。
- 転倒に気をつけて、バランスをくずさないように、ゆっくり立ち上がってください。また、ふらついて倒れてしまわないように、すぐに何かにつかまれる状況で行ってください。
- 続けて行うのは2回までとし、次のテストまでは、約1分間休みましょう。

あなたの判定は？

片脚の立ち上がり方

「両脚の場合」と同じ姿勢をとり、片脚をひざを伸ばして上げます。

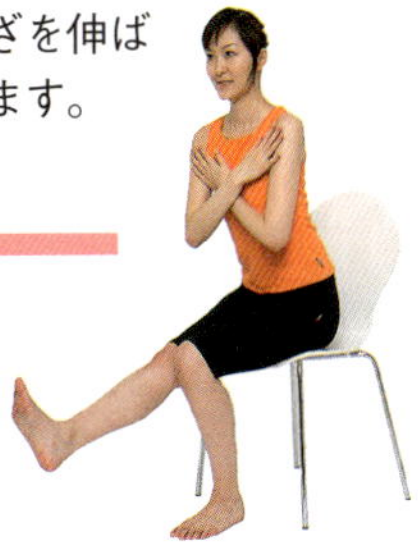

反動をつけないようにして立ち上がります（左右の脚で試しても可）。

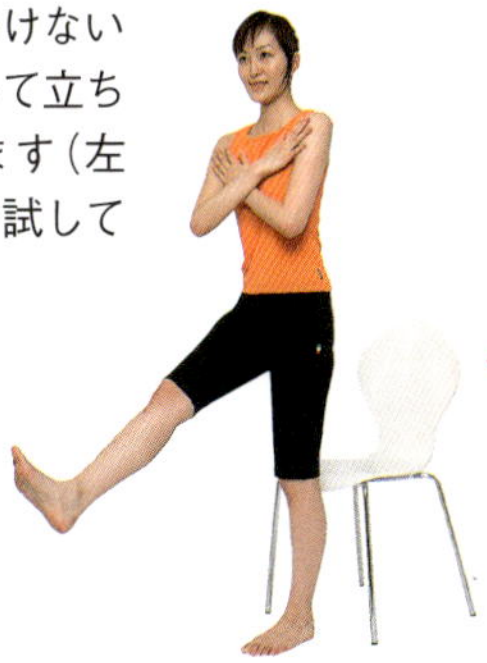

立ち上がりテスト　筋力レベル判定表

●この判定表の レベル1 、 レベル2 が〝ものぐさ筋トレ体操〟レベルです。本書で紹介する体操には、 レベル1 、 レベル2 のマークが表示されていますから、体操を選ぶ目安にしてください。
● レベル3 、 レベル4 の人は、それぞれジョギング、ランニングもできる筋力がありますが、〝ものぐさ筋トレ体操〟なら手軽なので、こまめに行えば十分効果を期待できます。

適した運動			
ものぐさ筋トレ体操 レベル1	〝ものぐさ筋トレ体操〟の中でも軽めの レベル1 を選びましょう。軽い体操でも続ければ、 レベル2 へのステップアップも可能です。	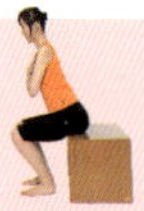	**レベル1** 両脚で40㎝の高さから立ち上がれた人
ものぐさ筋トレ体操 レベル1／ものぐさ筋トレ体操 レベル2・ウォーキング	ウォーキングを含め、〝ものぐさ筋トレ体操〟ならどれもＯＫ。ただし、運動不足の人は、 レベル1 から始めたほうがよいでしょう。	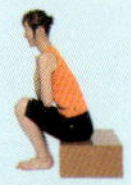	**レベル2** 両脚で20㎝の高さから立ち上がれた人
ものぐさ筋トレ体操 レベル1／ものぐさ筋トレ体操 レベル2・ウォーキング／ジョギング	軽いジョギングもできるレベルです。でもやらなければ効果はゼロ。糖尿病対策には手軽な〝ものぐさ筋トレ体操〟から始めても十分。	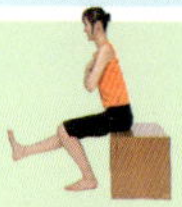	**レベル3** 片脚で40㎝の高さから立ち上がれた人
ものぐさ筋トレ体操 レベル1／ものぐさ筋トレ体操 レベル2・ウォーキング／ジョギング／ランニング	ランニングもできるレベルです。しかし、せっかくの筋力も使わなくては衰える一方。まめに体を動かす努力を続けてください。	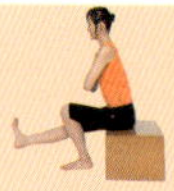	**レベル4** 片脚で30㎝の高さから立ち上がれた人

＊さらに、片脚で20㎝の台から立ち上がれた人は、ジャンプ、ダッシュなどの激しい動きを伴う運動も可能と判定されます。

〝ものぐさ筋トレ体操〟なら筋力に自信がなくても大丈夫！

上の判定で レベル2 以下の筋力しかなかった人は、〝ものぐさ筋トレ体操〟のターゲット。運動が必要といっても、衰えた筋肉で急に慣れない運動を始めるのはとても危険です。〝ものぐさ筋トレ体操〟なら、関節や筋肉を傷めることなく、無理なく筋力アップができます。

〝ものぐさ筋トレ体操〟は、 レベル1 、 レベル2 に分けられていますが、これは体重の負担が足腰にどのくらいかかるかによってランクづけしたものです。

負担の軽い レベル1 の体操は、足腰にやさしく、初心者にもおすすめ。とくに寝た状態やすわった状態など、床に接して体重を支える体の面積が大きい体操ほど、足腰への負担が少なくなります。レベル2の体操はレベル1よりも負担は大きいのですが、効率よく運動量を増やせます。レベル1の人は、レベル2を目標に続けるとよいでしょう。

効果アップのポイント

食後にするのが効果的
血糖値が上昇する食後に行うのが効果的。食後の歯みがきのように、糖の掃除をするつもりで筋肉を刺激してください。

大きな筋肉を使う
大きな筋肉を使えば、一つの動作でより多くの筋肉組織を刺激できます。背筋や腹筋、もも、お尻などの筋肉がねらい目です。

前後にストレッチをする
ストレッチは体操前に筋肉や腱をやわらかくしたり、体操後に緊張した筋肉をほぐしたりするのにもおすすめ。筋肉への刺激にもなるので、血糖値改善にも効果があります。

注意!

●体に痛みがあるときはしない。
ひざや腰、肩などに痛みがあるときは実践を控えてください。

●回数は決めず、様子をみて増やす。
目標の回数を決めてしまうと、無理につながりがち。最初はもの足りない程度でやめておき、様子をみて少しずつ回数を増やしましょう。

●呼吸をしながら行う。
息を止めず、呼吸をしながら体操をして、体に酸素を補給しましょう。声を出して数を数えながら行うと、自然に呼吸ができるのでおすすめです。

＊糖尿病の方は症状に応じて運動をする必要があるため、必ず医師に相談して行ってください。

さあ、〝ものぐさ筋トレ体操〟を始めましょう！

スタート

まずは立ち上がりテストをして、筋力レベルに合った体操から始めましょう。

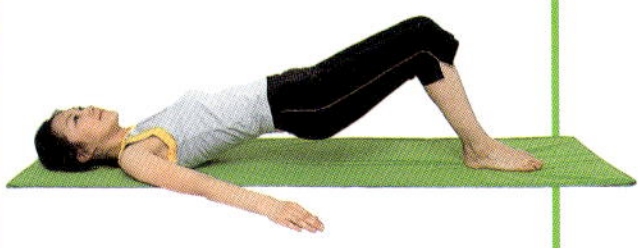

右ページの判定表で自分の筋力レベルを確認して、レベルに合った体操を2つ、3つ選んでやってみましょう。

慣れてきたらバリエーションにチャレンジ！

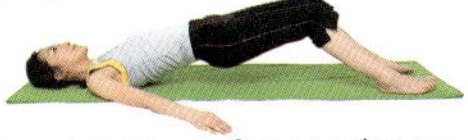

レベルアップをはげみに続けましょう。

飽きてきたら別の体操で違う筋肉を刺激！

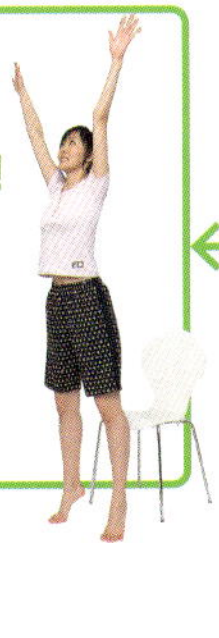

いろいろな筋肉を刺激するチャンスに！

ゴール

血糖値の下がりやすい体質に変わる！

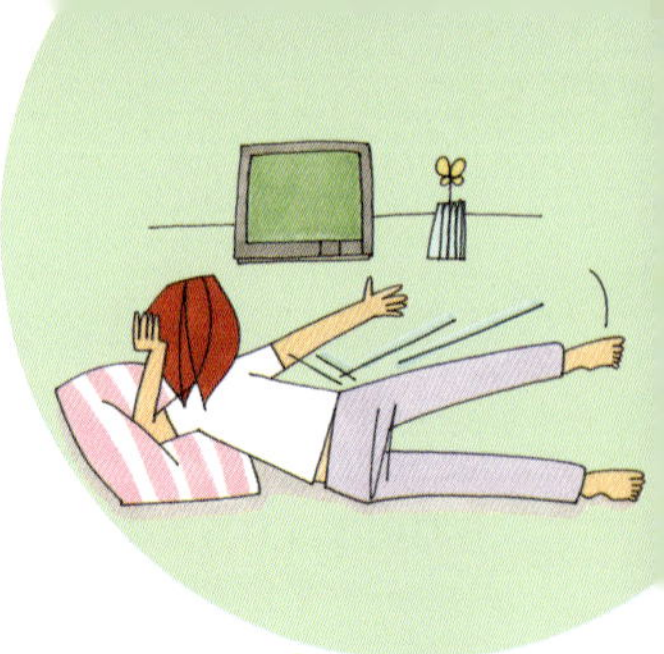

ゴロ寝から始める！

ゴロ寝の延長で仰向けやうつぶせの姿勢からラクラク筋肉刺激！

仰向けで

レベル 1　ゴロ寝タイムに気軽に筋肉刺激

お尻浮かし

番組で好評！

仰向けになり、首とひじ、かかとで体を支えて尻を浮かせます。

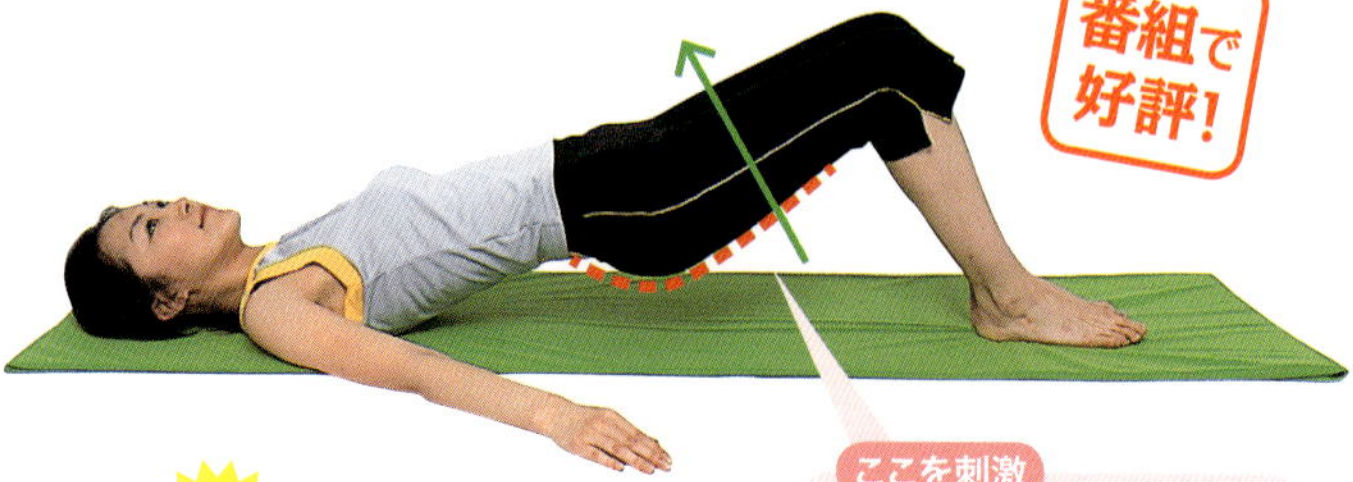

注意！　腰痛のある方は控えてください。

ここを刺激
ももの裏から尻の筋肉。

レベル 1　バリエーション

足の位置をずらして

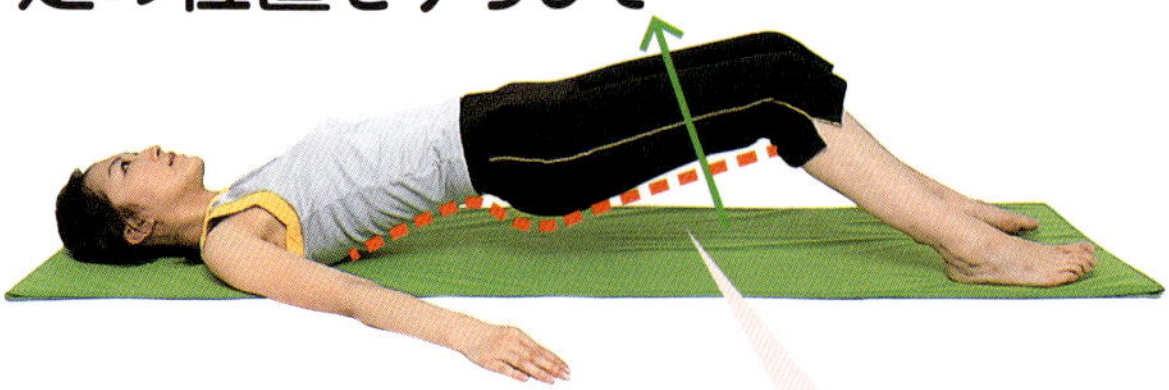

足の位置を、腰から離れた位置に少しずらして、ひざを浅く曲げ、同様に尻を浮かせます。

ここを刺激
足の位置が変わると、刺激される部分がひざ、ふくらはぎ、背中の筋肉へ移行。

レベル 1　バリエーション

片足を上げて

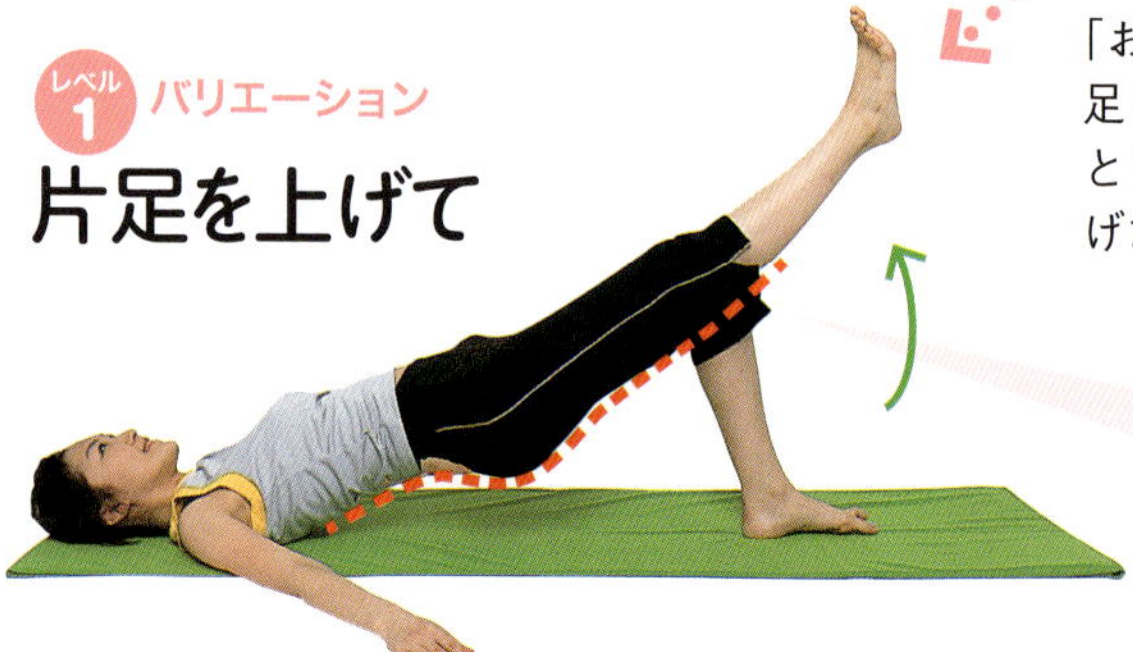

「お尻浮かし」の姿勢から、片足を上げます。1回ずつ腰を落としながら、左右交互に足を上げます。

ここを刺激
足を上げたほうのももの裏から尻の筋肉への負荷がアップ。

レベル1 腹筋はここからスタート

ラクラク腹筋

仰向けに寝てひざを軽く曲げ、手を胸の前で組んで、へそを見るように軽く上体を上げます。

注意！ 首だけを持ち上げると首を傷めます。上のほうの腹筋に力を入れるのがコツ。

ここを刺激
上部の腹筋。

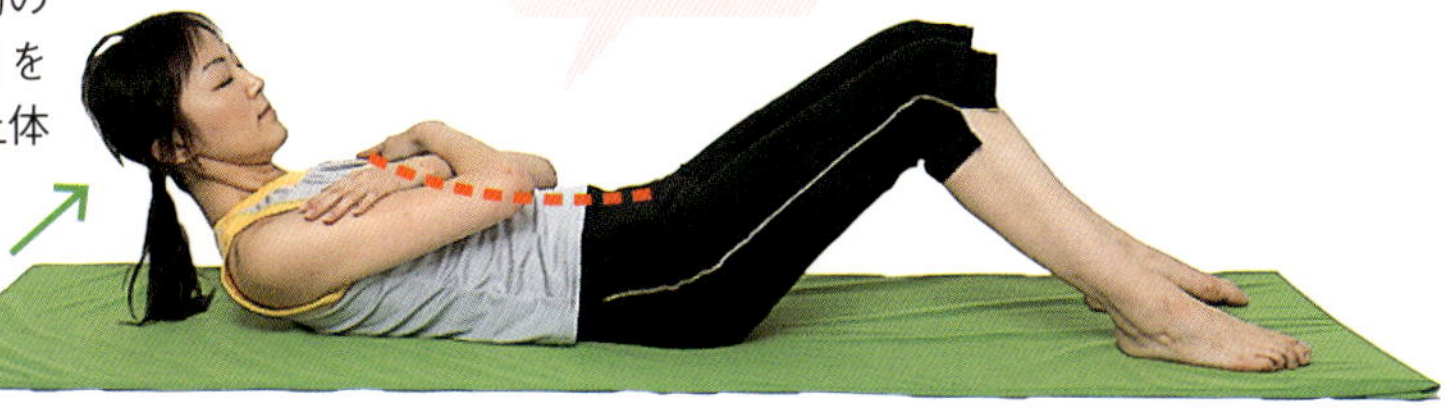

レベル1 下腹の腹筋を集中刺激

両足上げ腹筋

両ひじをついて仰向けになり、両足を軽く曲げて、床から浮かせるように上げます。

ここを刺激
下部の腹筋。

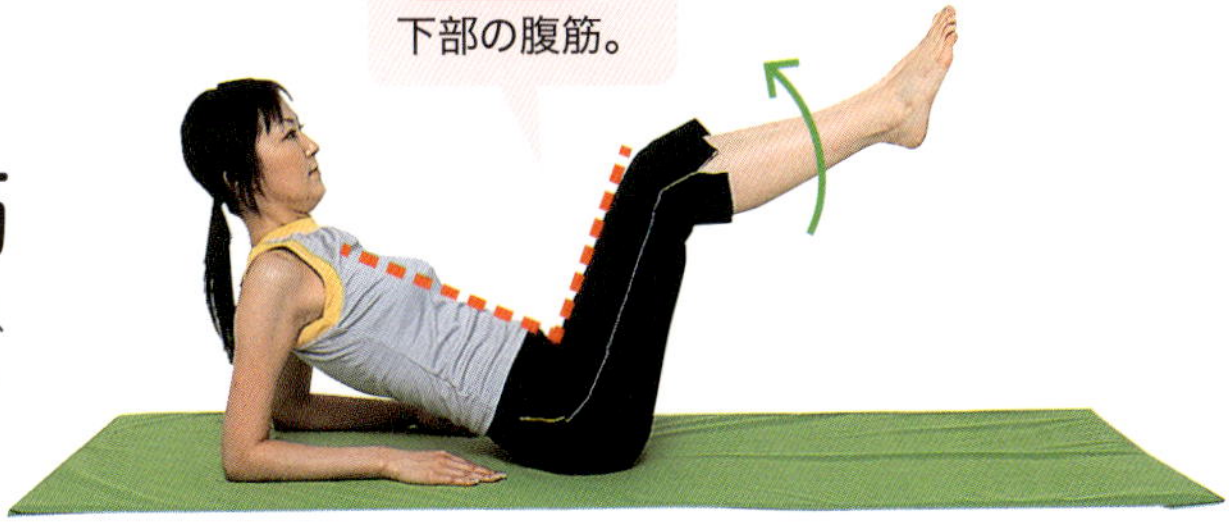

レベル1 ひざと額を近づけるイメージで

片足引き寄せ

仰向けになり、片足を曲げてひざを引き寄せ、同時に頭と肩を持ち上げます。左右の足を交互に。

ここを刺激
太もものつけ根の筋肉と腹筋。

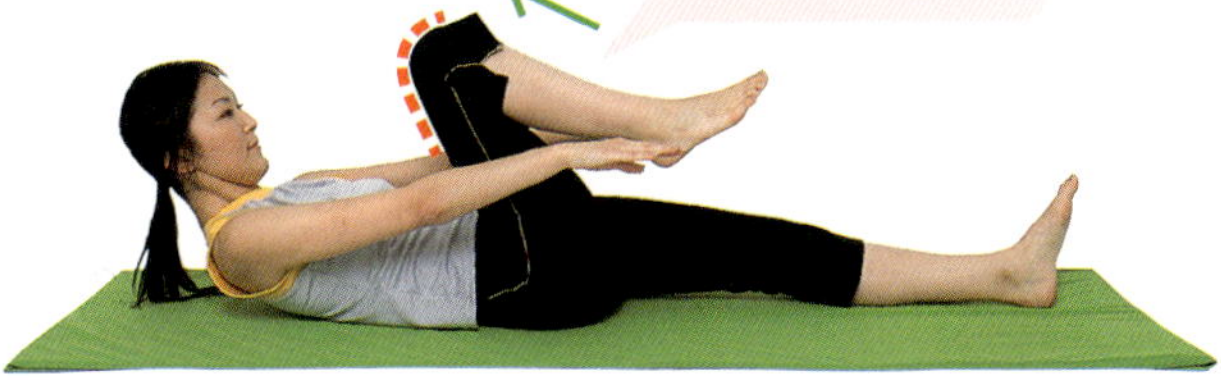

ここで効果アップ1

“裏の筋肉”を使おう

　ふだん使っていない筋肉のＧＬＵＴ４はいわば眠っている状態。日常の動作ではあまり使われていない背中やももの裏側、お尻など、体の裏側の筋肉を刺激すると効果的です。

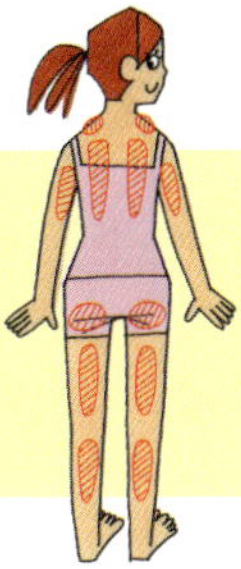

レベル 1 ひざに体重がかからず関節にやさしい

空中自転車こぎ

仰向けの状態から腰を手で支えて足を高く上げ、自転車をこぐように足をグルグルと動かします。

注意！ 長くやりすぎると首を傷めるので注意。

ここを刺激
腹筋、背筋、お尻の筋肉。

番組で好評!

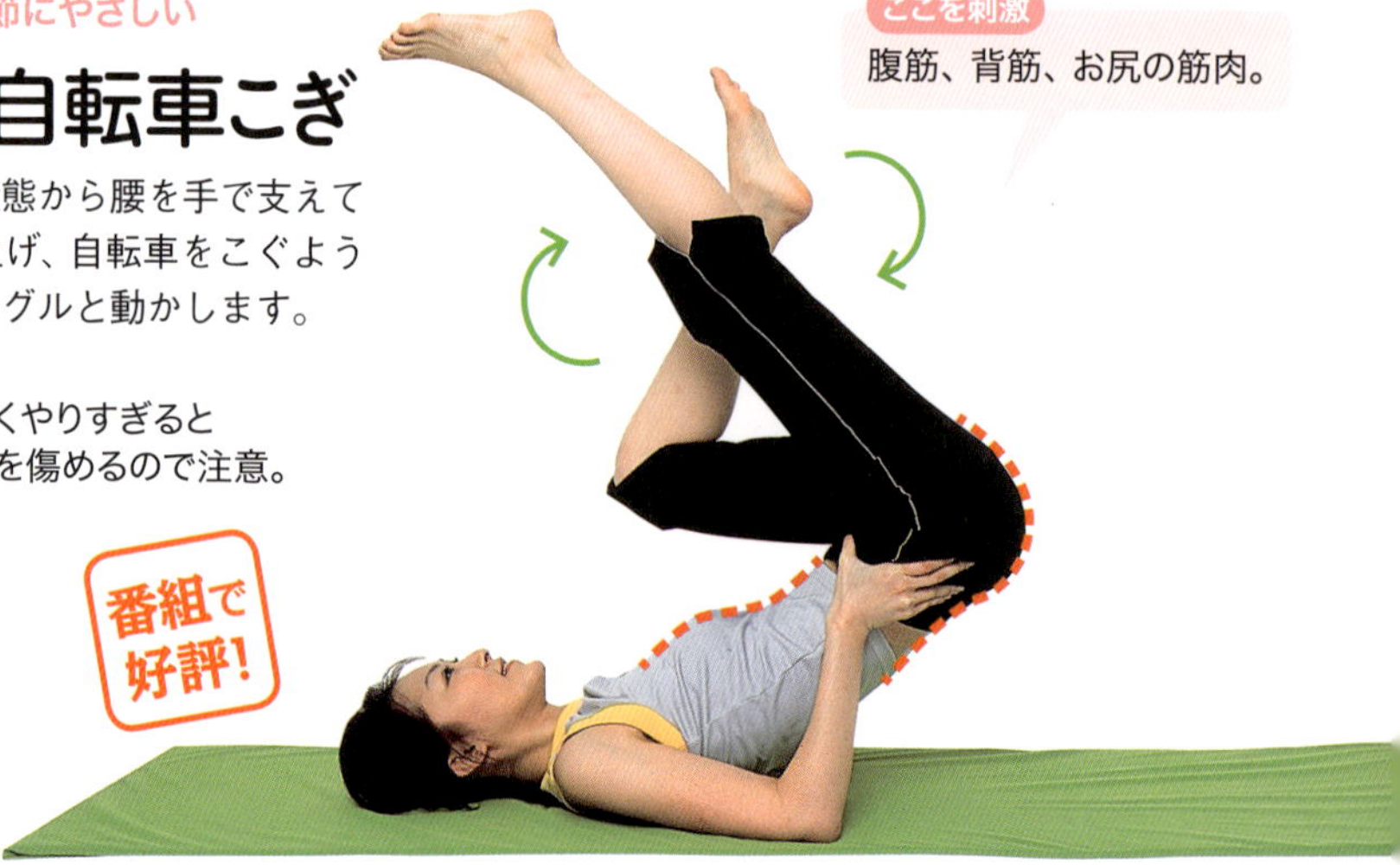

ものぐさストレッチ 1

寝たままストレッチ

体操の前後に、負担がかかりがちな腰のストレッチをすると筋肉に効果的。血糖値改善効果もあります。

両ひざ倒し

仰向けになり、両ひざを立ててからゆっくり横に倒し、下になったほうの足先を、もう片方のひざの上にのせます。左右交互に。

ここをストレッチ
腰の横側からももにかけて。

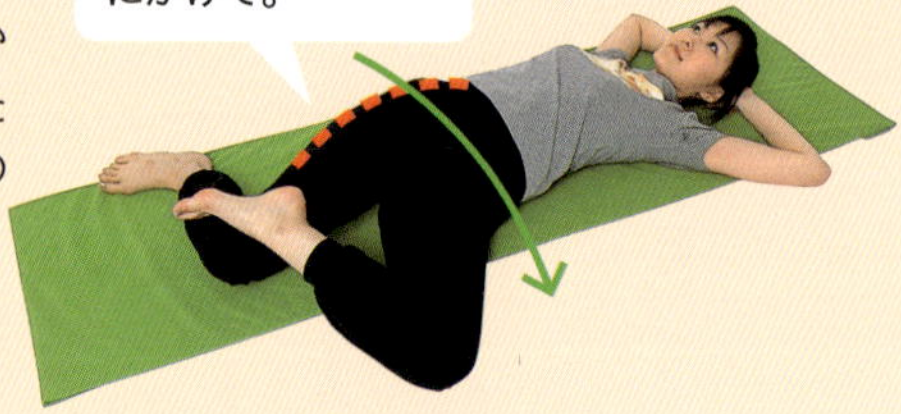

ここをストレッチ
ももとふくらはぎの裏、腰の横の筋肉。

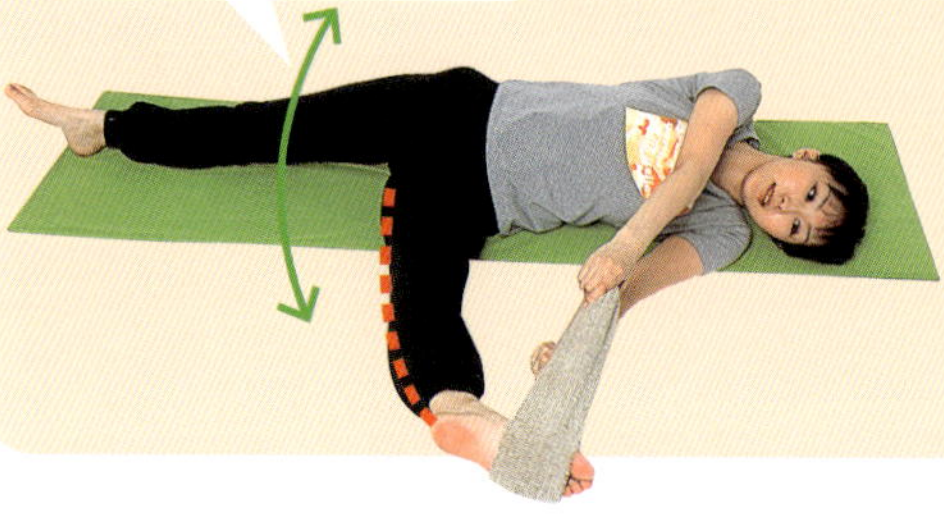

タオルストレッチ

仰向けになり、足の裏にタオルをかけて、ひざを伸ばしたままゆっくり垂直に上げます。そのまま左右に倒します。

レベル1 体側の筋肉も使って

横向き片足上げ

横向きに寝て、ひじとひざ、ふくらはぎは床につけて片足を上げます。左右同じ回数ずつ行います。

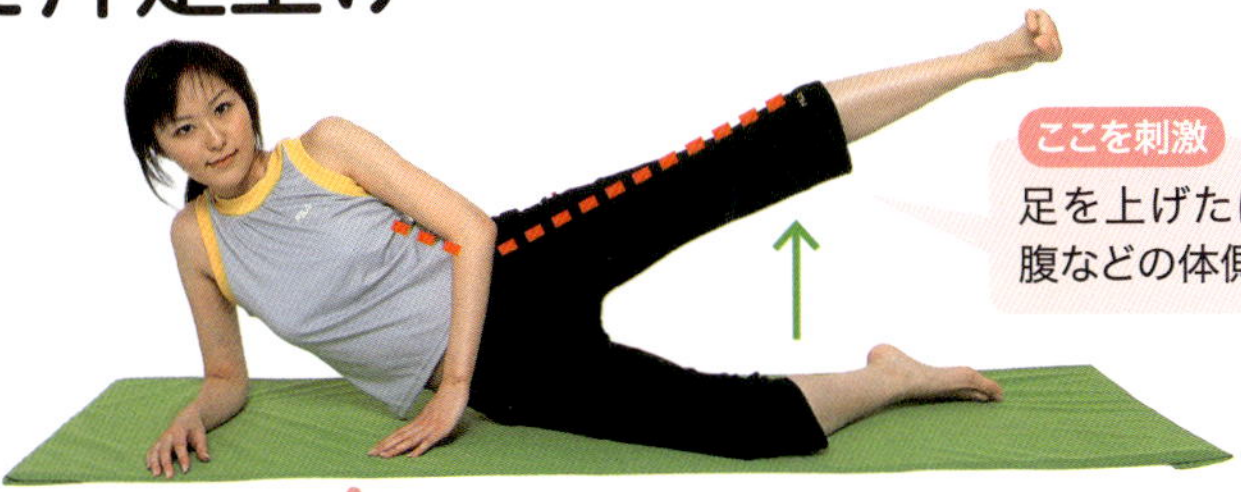

ここを刺激

足を上げたほうのわき腹などの体側の筋肉。

レベル1 バリエーション

横向きお尻浮かし

「横向き片足上げ」の足をおろし、腰を上げます。

ここを刺激

下になったわき腹から、ももの横の筋肉。

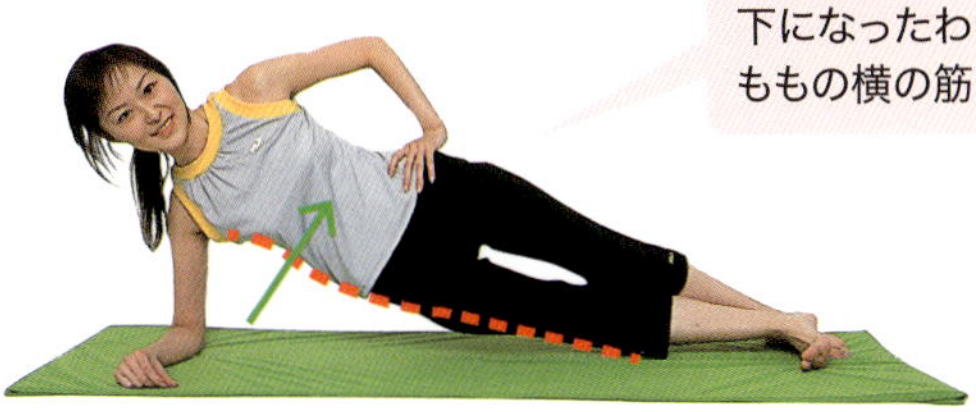

注意！ 倒れないよう無理なく。

ここを刺激

バランスをとるために、全身の筋肉が働きます。

レベル2 バリエーション

さらに片手を上げて

片足と同時に片手も上げます。

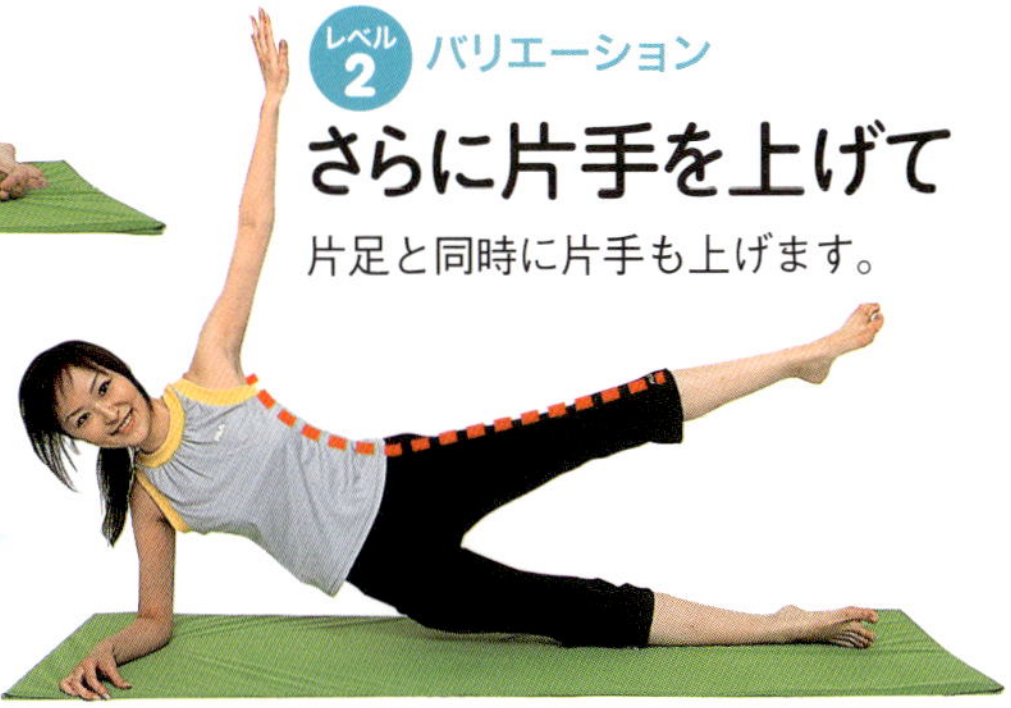

ここで効果アップ 2

筋力アップで寝たきりも予防

姿勢を維持するのは、背骨や腰などの骨格を支えている筋肉です。その筋力が衰えると背が曲がったり、腰で上半身を支えられなくなったりして、姿勢が悪くなります。

これは、見た目の問題だけではありません。姿勢が悪いと、ふだん歩くときも歩幅が短くなり、とぼとぼ歩きになって自然に運動量が減ります。つまり、血糖値が下がりにくい状態になってしまうのです。

さらに、加齢によっても筋力は衰えますから、将来寝たきりになる可能性も高まることになります。〝ものぐさ筋トレ体操〟は糖尿病予防だけでなく、寝たきり予防にも役立ちます。

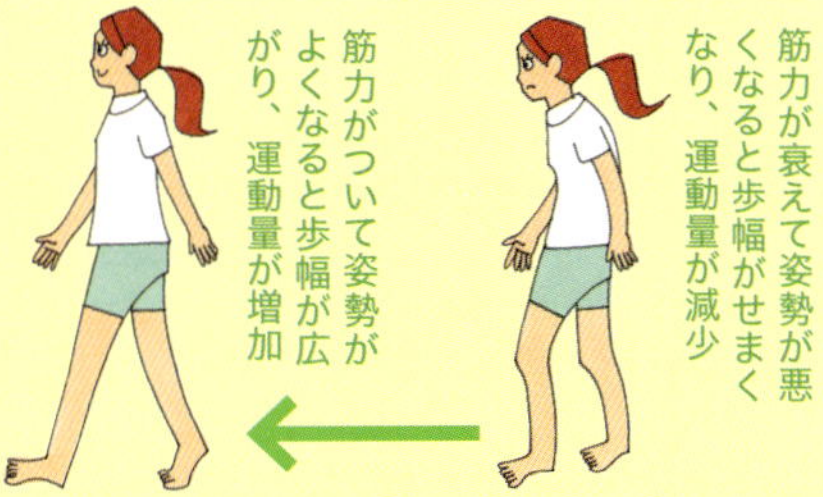
筋力が衰えて姿勢が悪くなると歩幅がせまくなり、運動量が減少
筋力がついて姿勢がよくなると歩幅が広がり、運動量が増加

うつぶせで

レベル1　腹筋に力を入れて姿勢をキープ

うつぶせお尻浮かし

ひじをついてうつぶせになり、つま先で体重を支えながらお尻を浮かせます（この状態から片手や片足を上げるとさらに効果的です）。

ここを刺激
腹筋を中心に、ももまでの筋肉。

注意！
腰の痛い人はやらないように

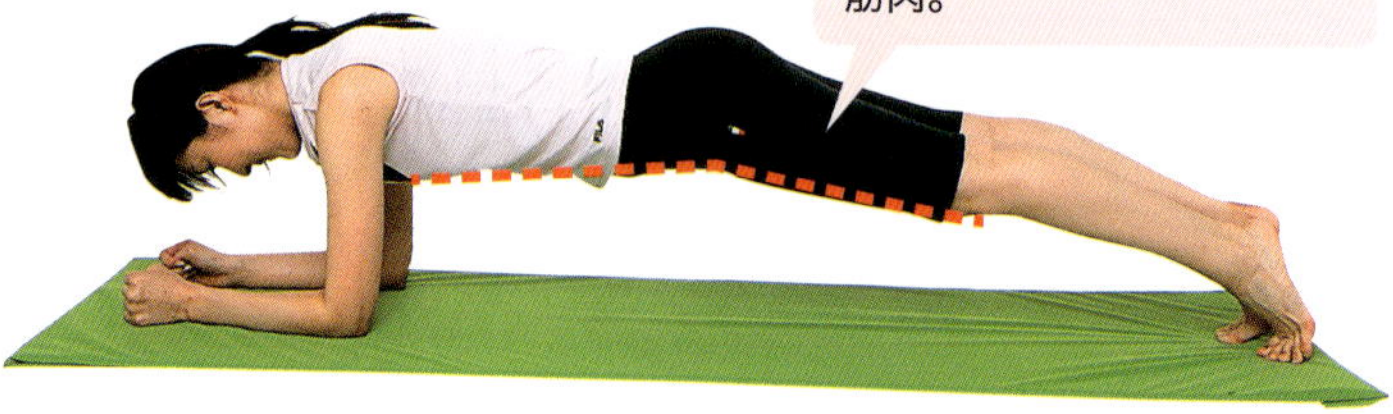

レベル1　背筋にひねりを加えて効果アップ

手足クロス上げ

うつぶせの状態から、右手と左足、左手と右足というように、手足の先を交互に上げます。

ここを刺激
背筋を中心に背骨のまわりの筋肉も刺激。

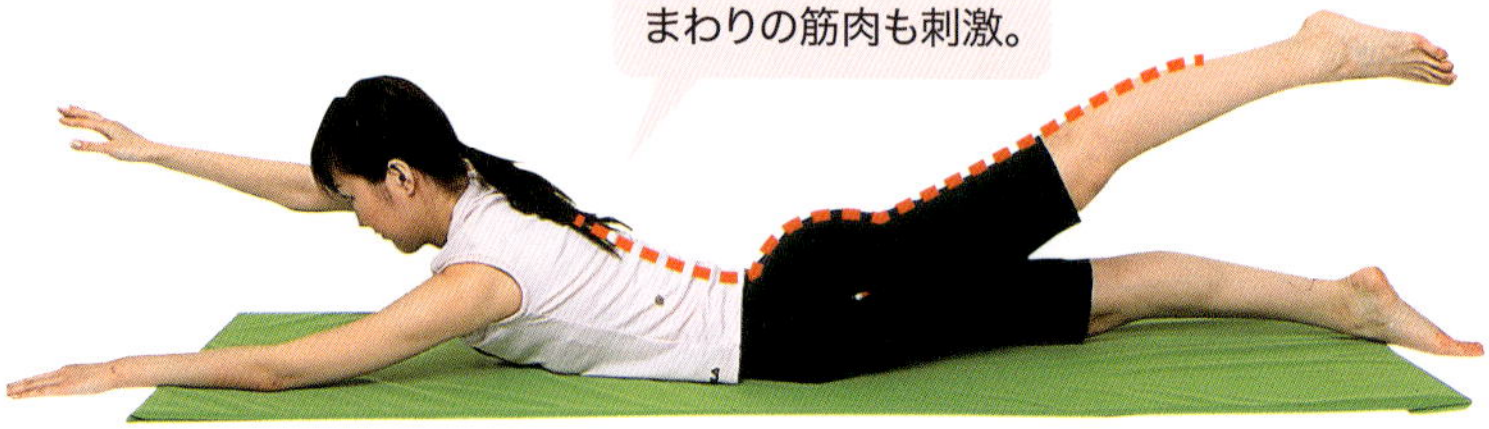

レベル1　背筋をきたえるならこの体操から

スーパーマンのポーズ

うつぶせの姿勢から、両手、両足の先を浮かせるようにして、体を伸ばします。

ここを刺激
背筋、お尻、もも、ふくらはぎの筋肉。

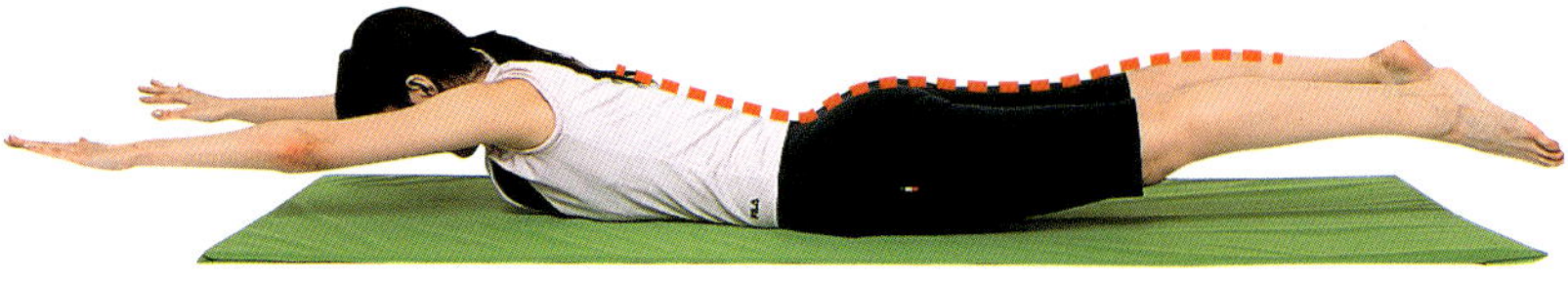

レベル1 上体をひねるようなつもりで

片手上げ

両手、両ひざを床につき、片腕を伸ばしたまま、やや後ろの方向に高く上げます。上体は自然にひねり、顔も手先を見ながら上げます。

ここを刺激
肩の筋肉から背筋、背骨のまわりの筋肉。

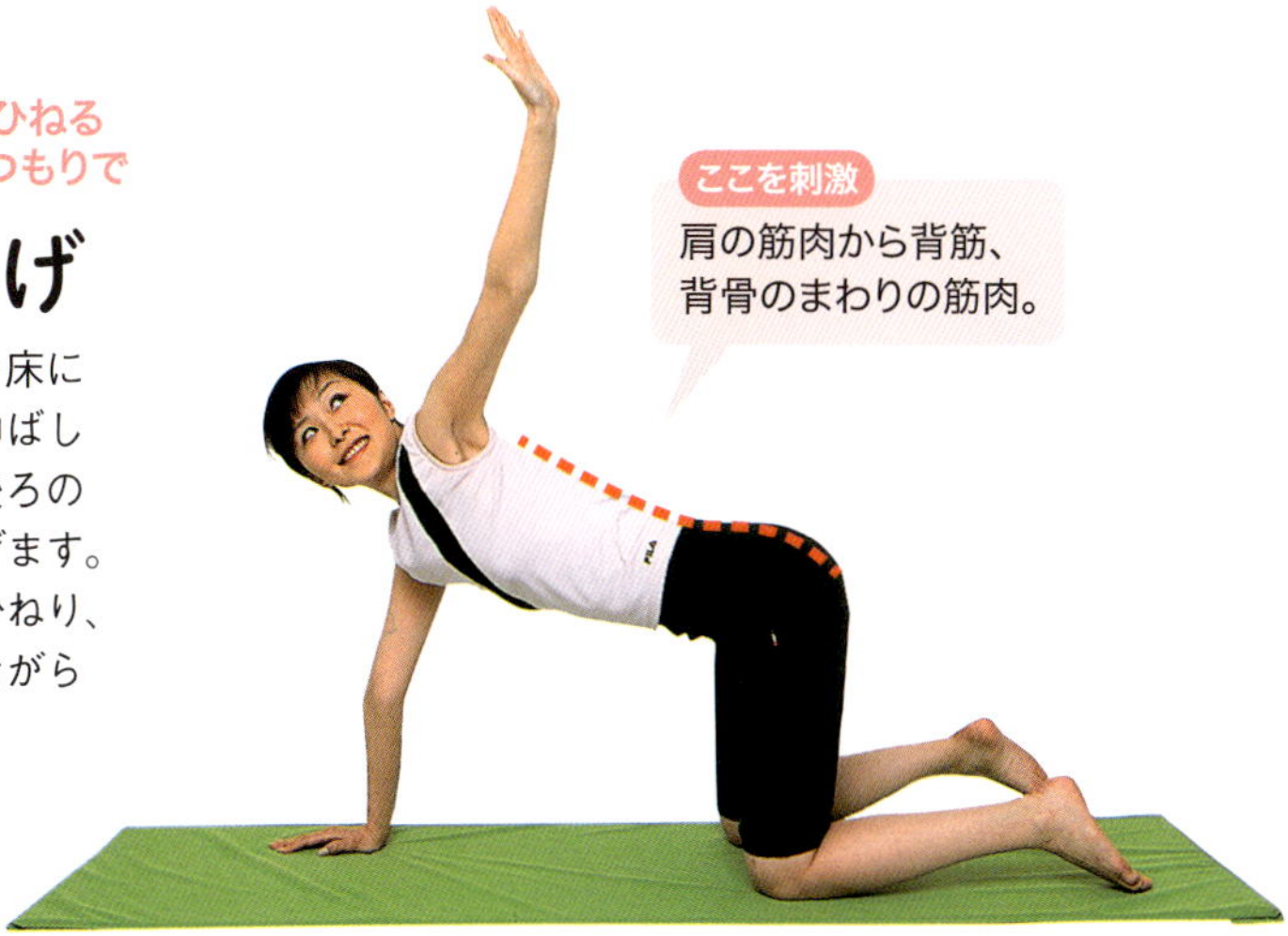

レベル1 ふだん使わない肩の筋肉を刺激

肩甲骨寄せ

うつぶせになって額を床につけ、両ひじを曲げた状態で、肩甲骨を寄せながら、腕を浮かせます。

ここを刺激
肩甲骨のまわりの筋肉。

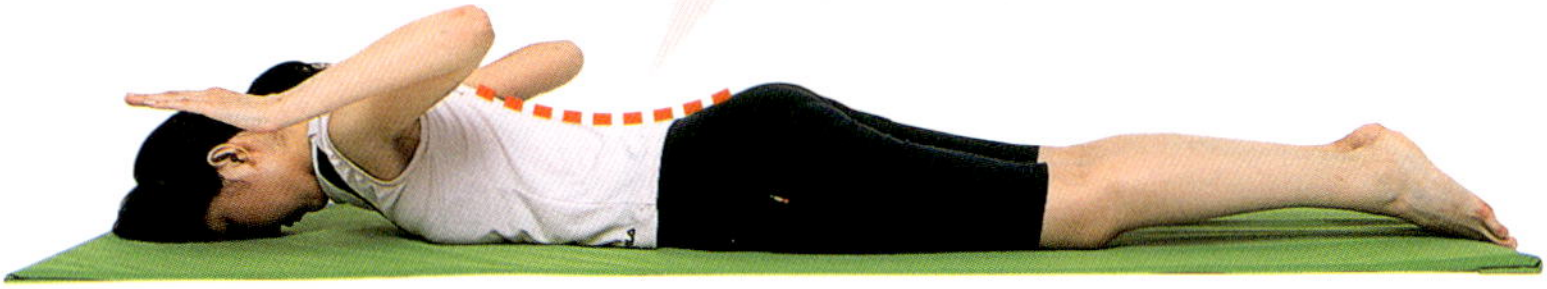

レベル2 体側からももまでに広く効く

片足回しげり

両手、両ひざを床につき、片ひざを体側に引き寄せるようにして上げ、後ろに向かってゆっくりと伸ばします。

注意！
股関節を傷めないように、反動をつけずにゆっくりと

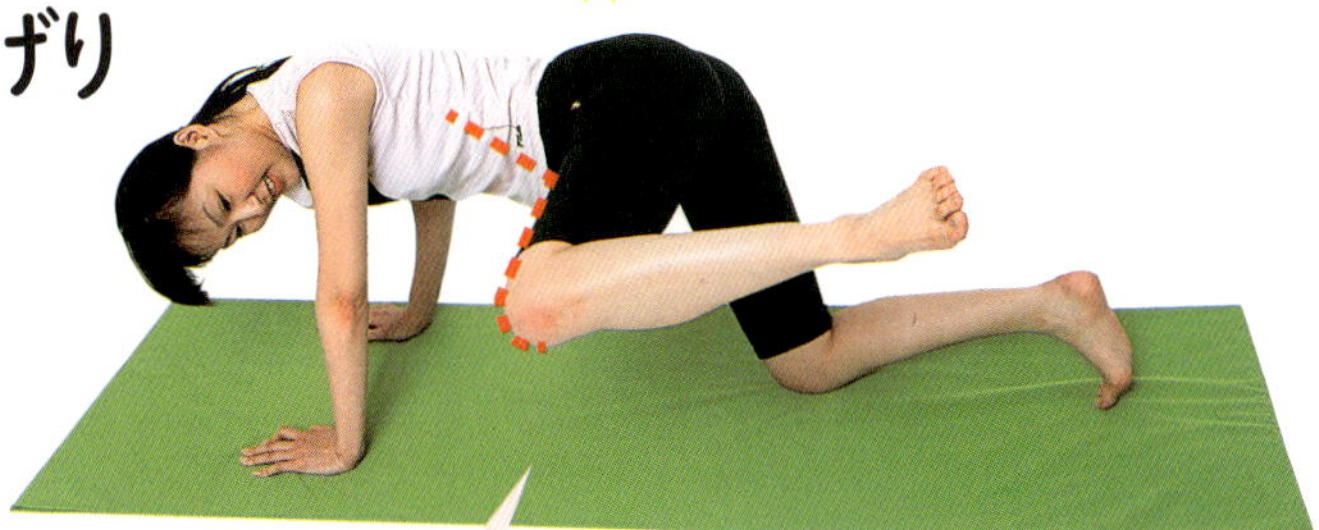

ここを刺激
体側からお尻、ももの筋肉。

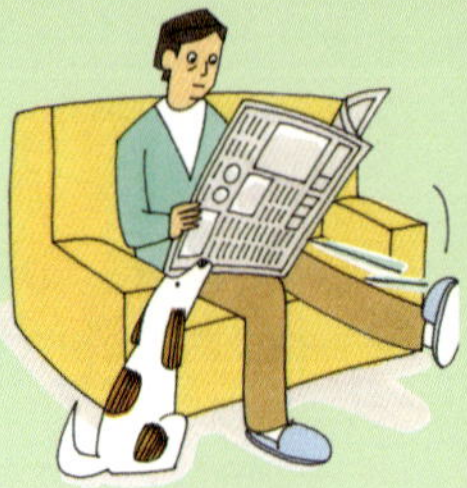

イスにすわって！

イスやソファーでのリラックスタイムにも気楽にトライ！

注意：車輪のついたイスは使わないでください。

レベル1 大きな動きで効果大

バンザイ

イスにすわって足を肩幅に広げ、イスから立ち上がりながら、バンザイをするように両手を上げます。

ここを刺激

足、腰から背中の筋肉を中心に、腕までを広く刺激。

番組で好評！

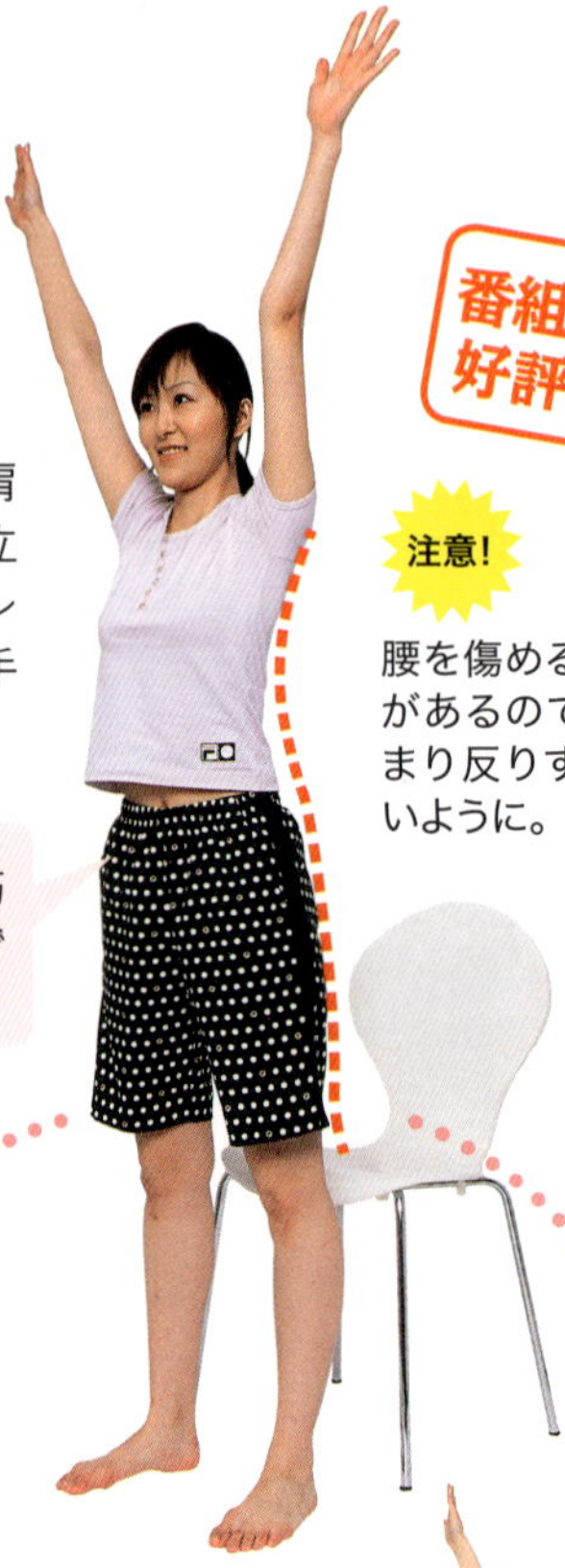

注意！

腰を傷める心配があるので、あまり反りすぎないように。

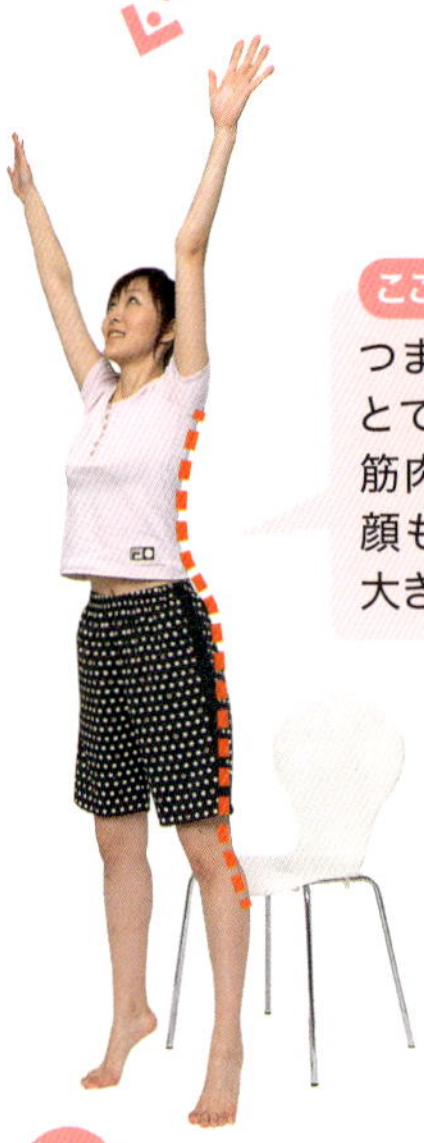

ここを刺激

つま先立ちになることで、ふくらはぎの筋肉に刺激をプラス。顔も上げて、さらに大きな動きに。

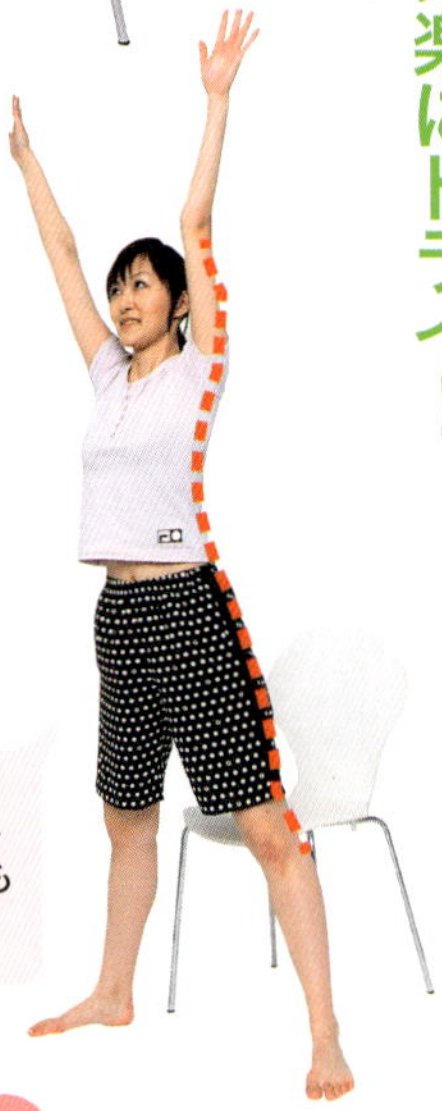

ここを刺激

足幅を広げることで、刺激される場所がもも外側に移動。

レベル1 バリエーション

つま先立ちになって

「バンザイ」をするときに、つま先立ちになり、顔を上に向け、手も上に伸ばします。

レベル1 バリエーション

足幅を広げて

イスにすわり、足を肩幅より少し広げた状態から、「バンザイ」と同様に立ち上がります。

レベル1 マイタオルを常備して

タオルたぐり寄せ

タオルを足もとに敷き、足の指でたぐり寄せます。

番組で好評!

ここを刺激
足先の筋肉。使う筋肉は小さくても、ウォーキングや大また歩きなどの歩く運動（P 41 〜 43）の基礎トレーニングとしておすすめです。

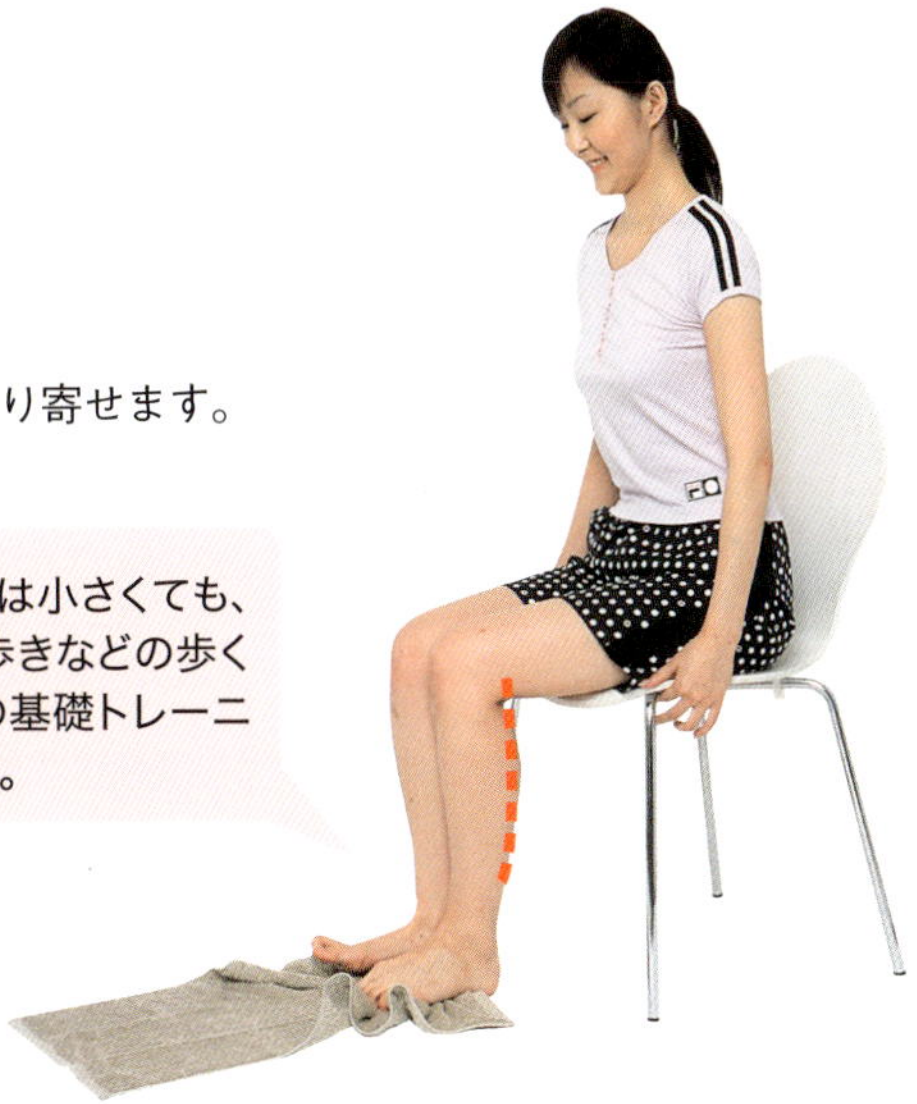

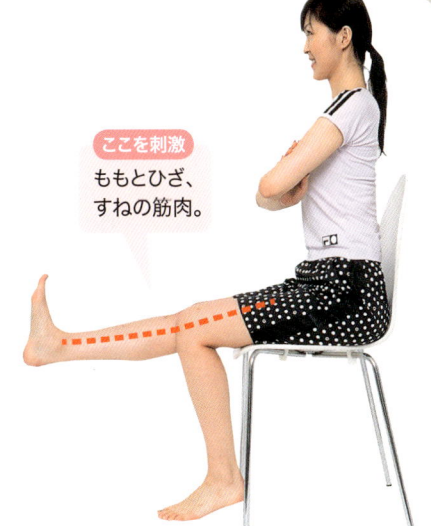

ここを刺激
ももとひざ、すねの筋肉。

レベル1 ももの筋肉の強化に効果あり

イスでコサックダンス

イスにすわり、片足ずつ交互にひざを伸ばして上げます。慣れてきたら上げた姿勢を3〜5秒キープすると効果的。

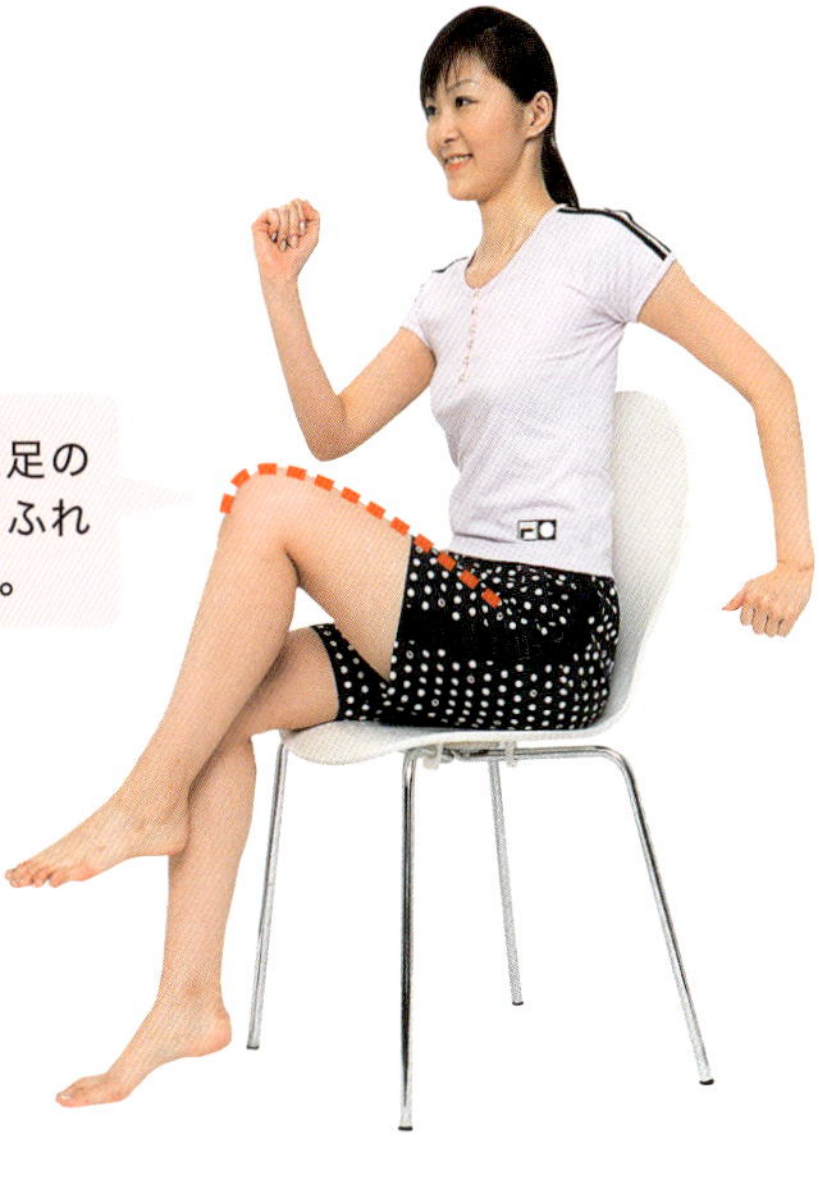

ここを刺激
ももを中心にした足の筋肉。腕を大きくふれば腕の筋肉も刺激。

レベル1 腰にやさしい安心ウォーキング

すわってウォーキング

イスにすわった状態で、ウォーキングをするように足踏みし、両手をふります。

レベル 2 腕の裏の筋肉を刺激

イスでうで立て

イスを2つ用意し、両わきに置いて間に尻をついてすわり、両手をイスの上に置いて、腕の力で体を持ち上げます。

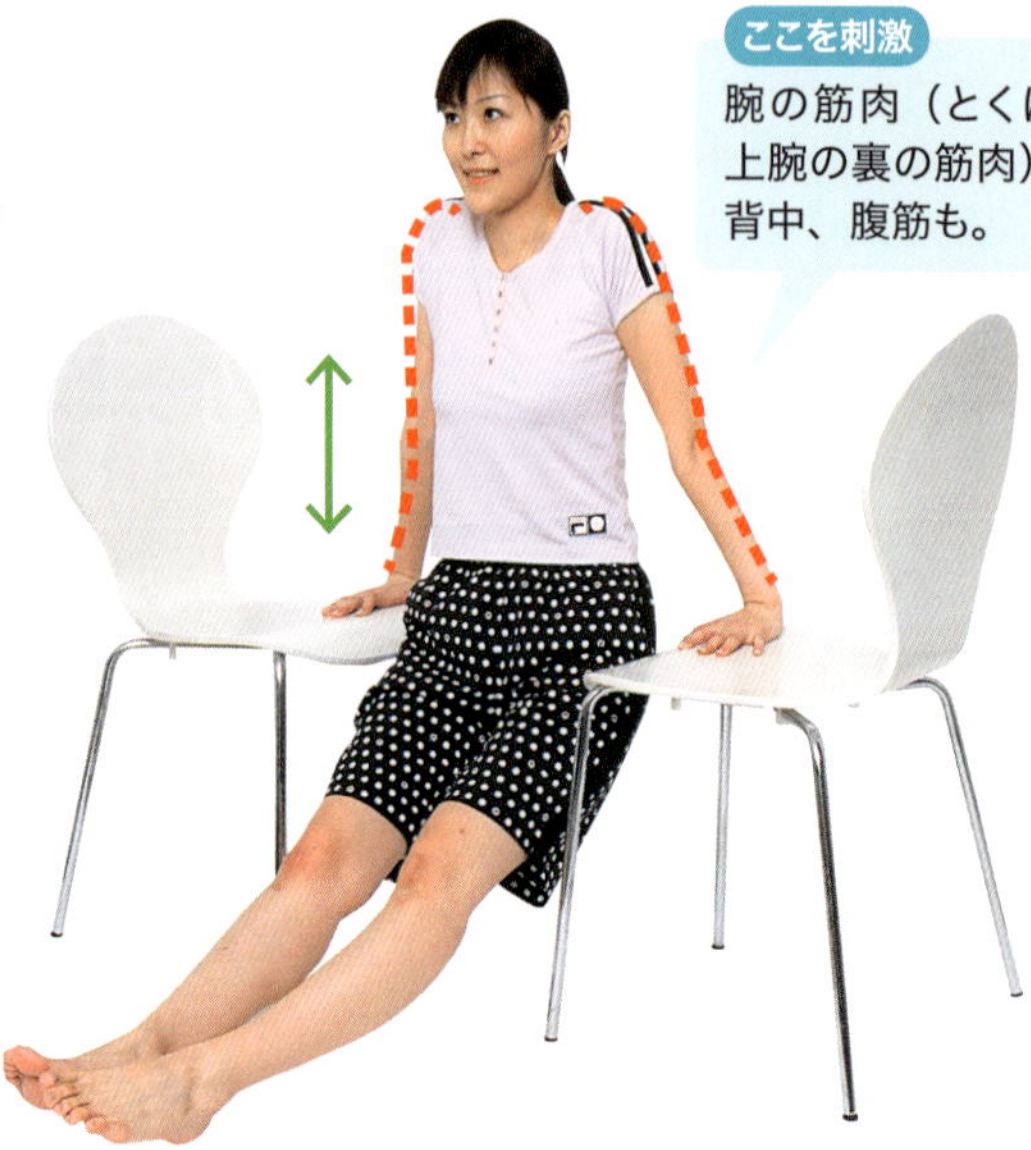

ここを刺激

腕の筋肉（とくに上腕の裏の筋肉）。背中、腹筋も。

注意! 肩を傷めている方は控えてください。

ものぐさストレッチ 2

イスでストレッチ

腰の横やももの裏など、ふだん使う機会の少ない部分を伸ばしましょう。

足組み倒し

イスに腰かけて足を組み、上になったほうのひざを斜め下に倒すように手で押します。左右交互に。

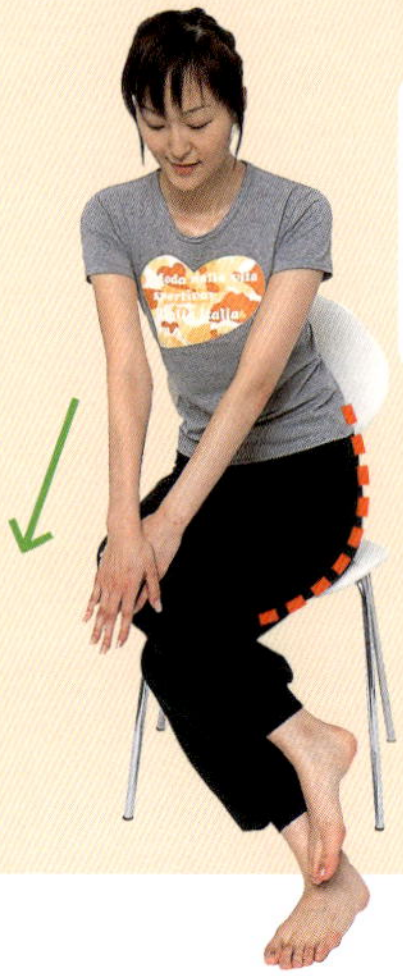

ここをストレッチ

下になったほうの足のつけ根のお尻の筋肉から、ももにかけて。

足組み前屈

イスに腰かけて片足をももにのせ、手を下に伸ばして上体をかがめます。左右交互に。

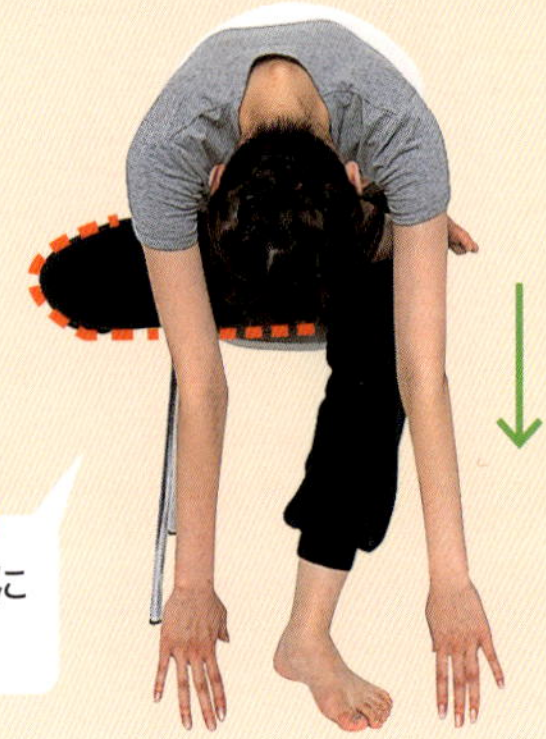

ここをストレッチ

尻からももの裏にかけて。

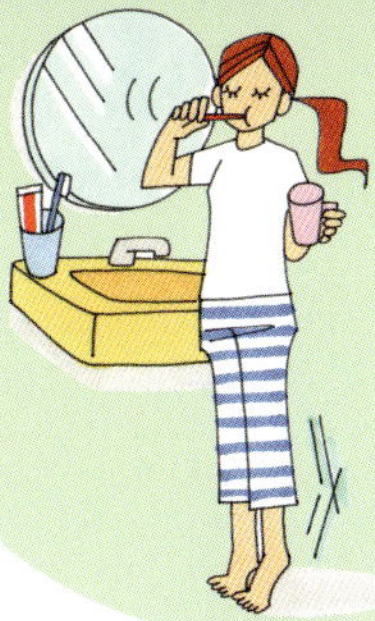

家の中のどこでも！

リビングで、キッチンで、いつでも、どこでも気の向いたときに血糖値対策。

リビングで

レベル1 お尻の筋肉にぐっと力を入れて

ひざ立ち上体倒し

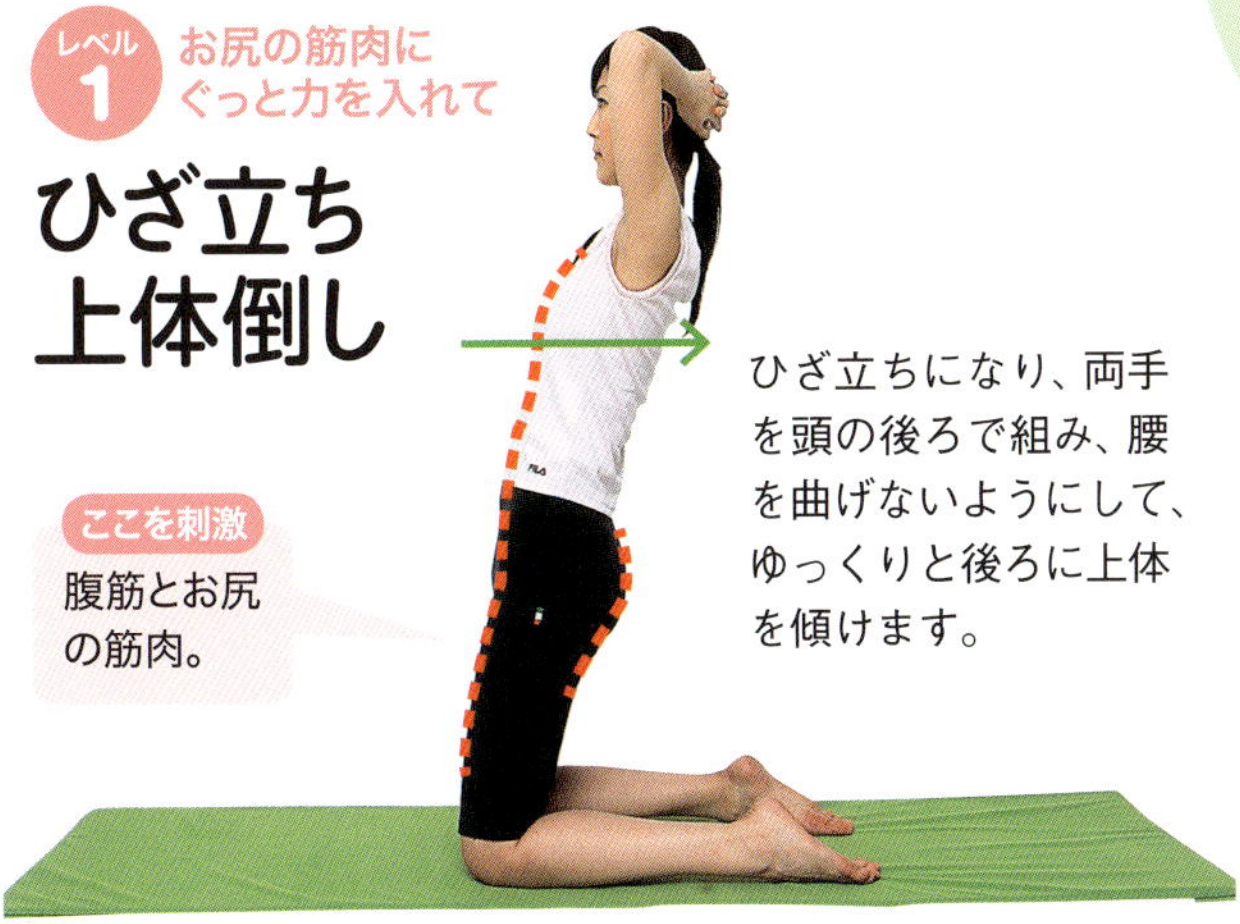

ひざ立ちになり、両手を頭の後ろで組み、腰を曲げないようにして、ゆっくりと後ろに上体を傾けます。

ここを刺激
腹筋とお尻の筋肉。

注意！
倒れないよう注意

レベル1 ももの裏を効率よく刺激

ひざ立ち足上げ

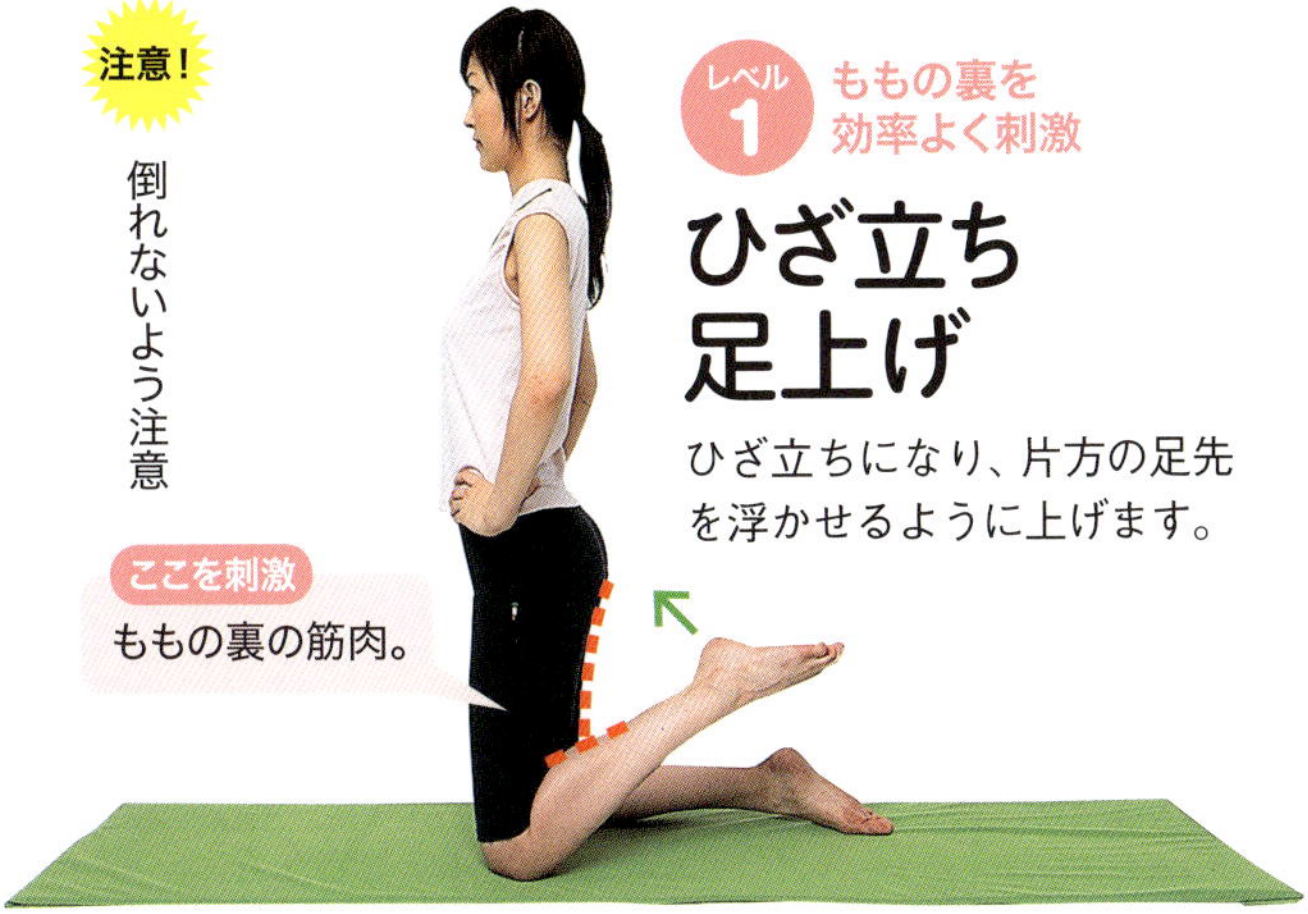

ひざ立ちになり、片方の足先を浮かせるように上げます。

ここを刺激
ももの裏の筋肉。

レベル1 足先と手をタッチするようにひねって

もも上げ上体ひねり

足を伸ばしてすわり、ひざを伸ばしたまま片足を上げ、上げた足先と反対側の手の先を合わせるように体をひねります。左右交互に。

ここを刺激
ももの筋肉と上体の筋肉。

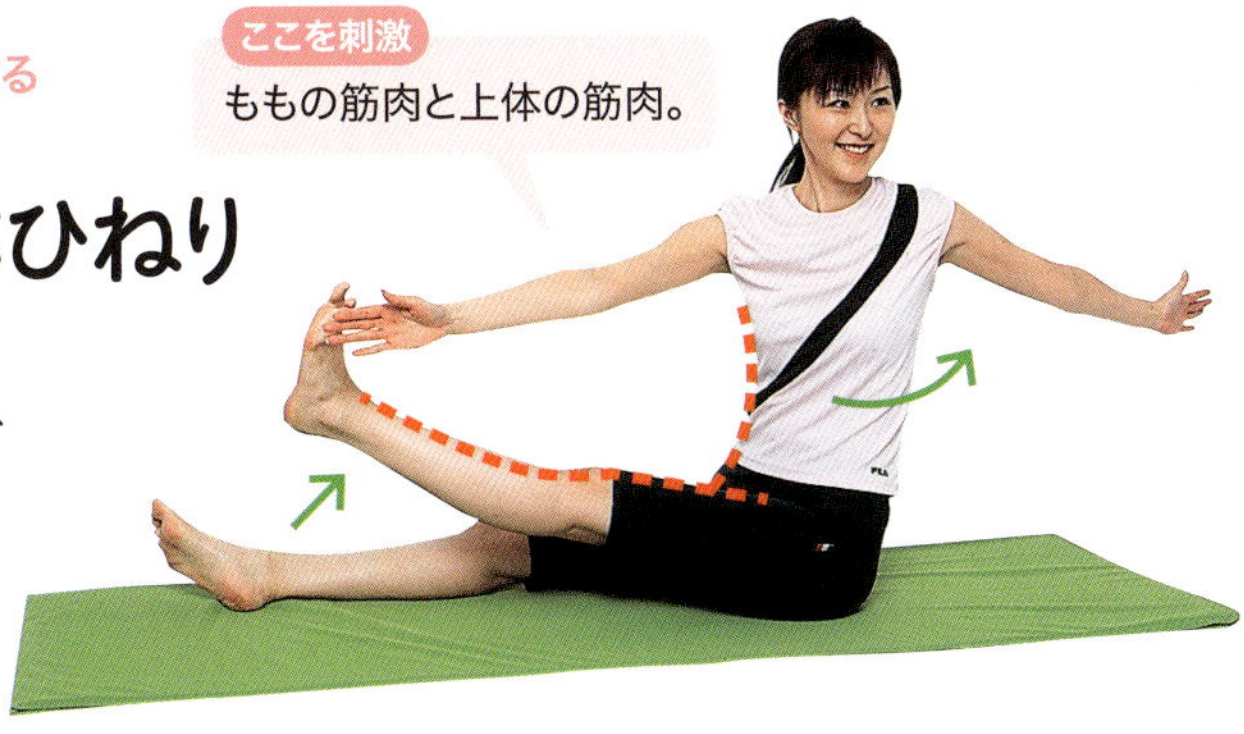

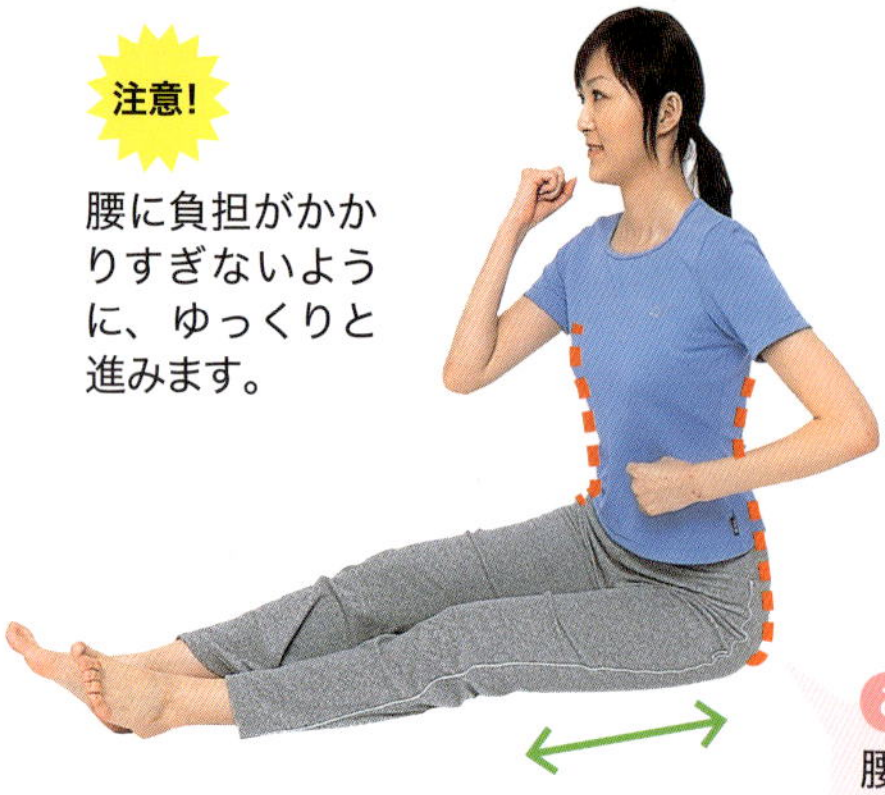

注意!

腰に負担がかかりすぎないように、ゆっくりと進みます。

レベル 1 腰の筋肉刺激にひねりの動きもプラス

お尻ウォーキング

両足を伸ばして床にすわり、上体をひねるようにしながらお尻や腰の筋肉を上下させ、前や後ろに進みます。手は自然にふります。

ここを刺激
腰の横やお尻の筋肉。

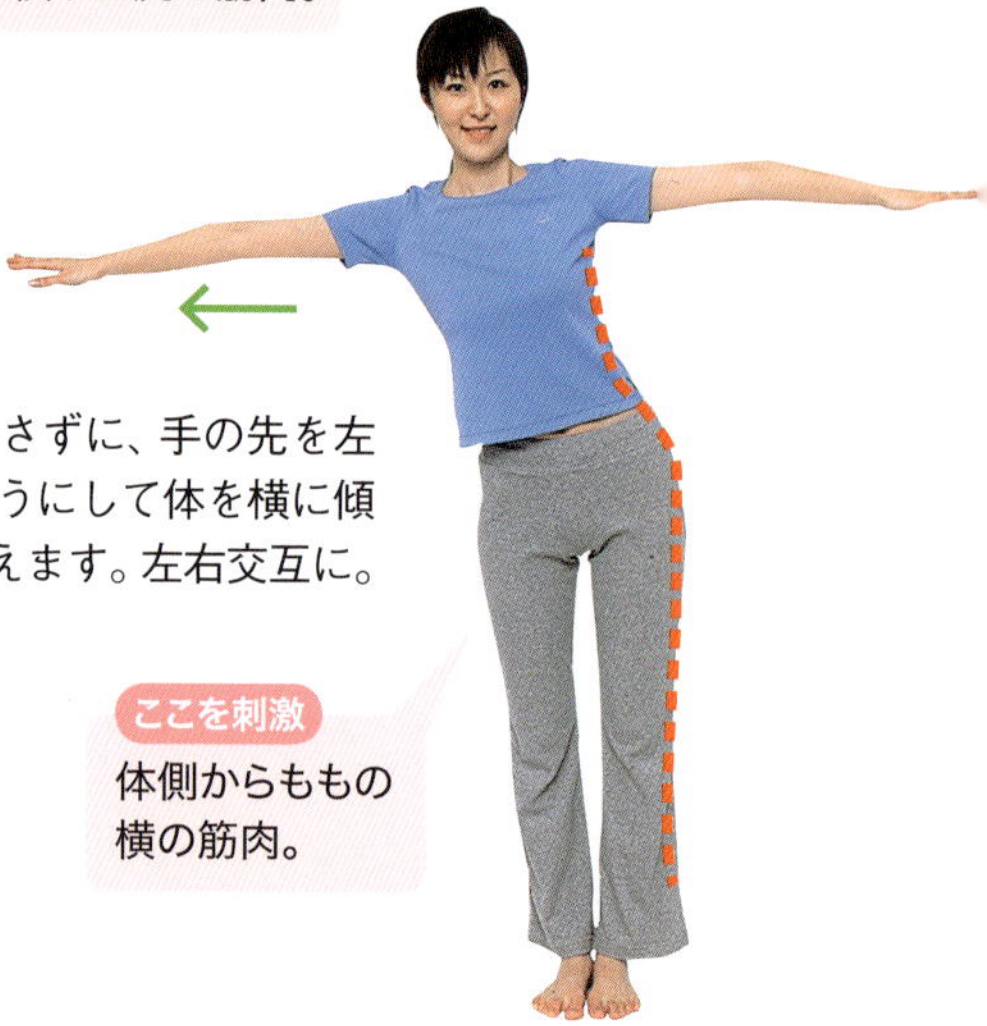

レベル 1 体側の筋肉を無理なく刺激

T字バランス

両手を横に広げて立ち、足の位置は動かさずに、手の先を左右どちらかにできるだけ遠くに伸ばすようにして体を横に傾け、倒れるぎりぎりのところで持ちこたえます。左右交互に。

ここを刺激
体側からももの横の筋肉。

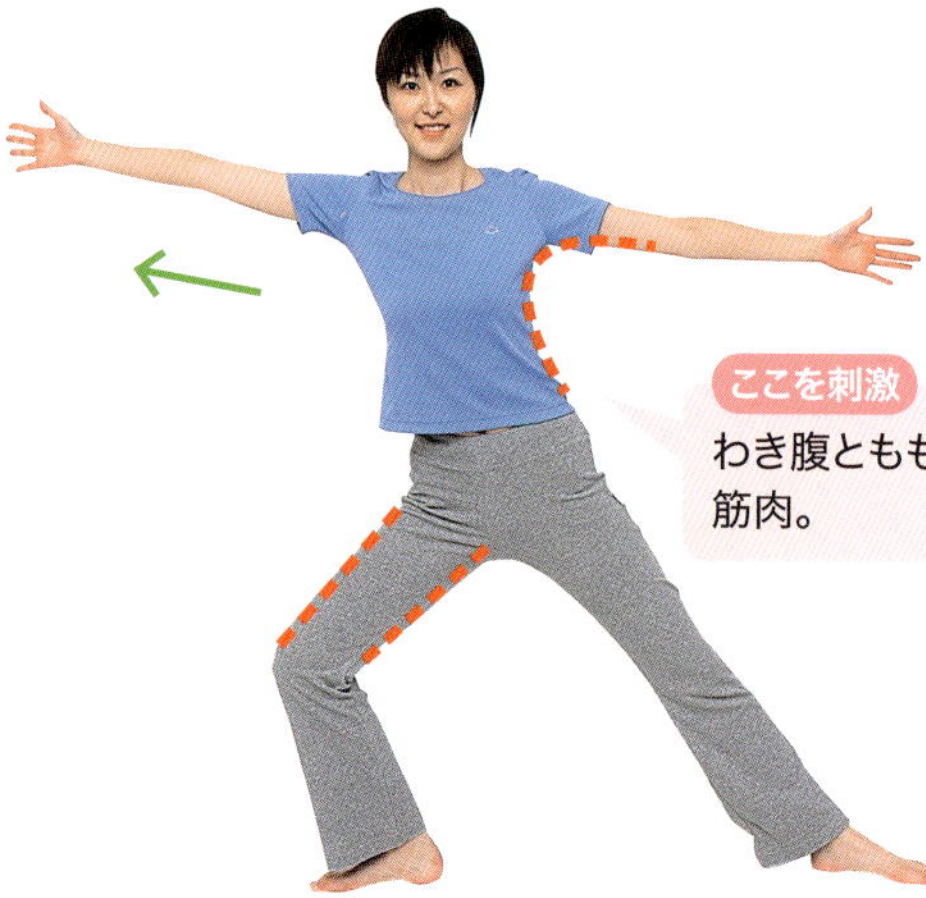

ここを刺激
わき腹とももの筋肉。

レベル 1 飛んでくるボールを防ぐつもりで

ゴールキーパー

足をそろえて立ち、手を横に大きく広げながら、片足を横に大きく一歩踏み出します。左右交互に。

ここで効果アップ 3

ひねりの動きで血糖値改善

ひねりの動きを加えた体操は、背骨のまわりなど、上体の中心部にある筋肉にも刺激を加えることができます。この中心部の筋肉は日常の動作ではあまり使われていないので、ひねりの動きは眠っているＧＬＵＴ４を刺激するためにも効果的。糖尿病対策にはとくにおすすめです。

レベル1 足全体の筋肉をバランスよく刺激

空中平泳ぎ

片足で立って上体を前かがみにし、腕を平泳ぎのように動かします。

番組で好評!

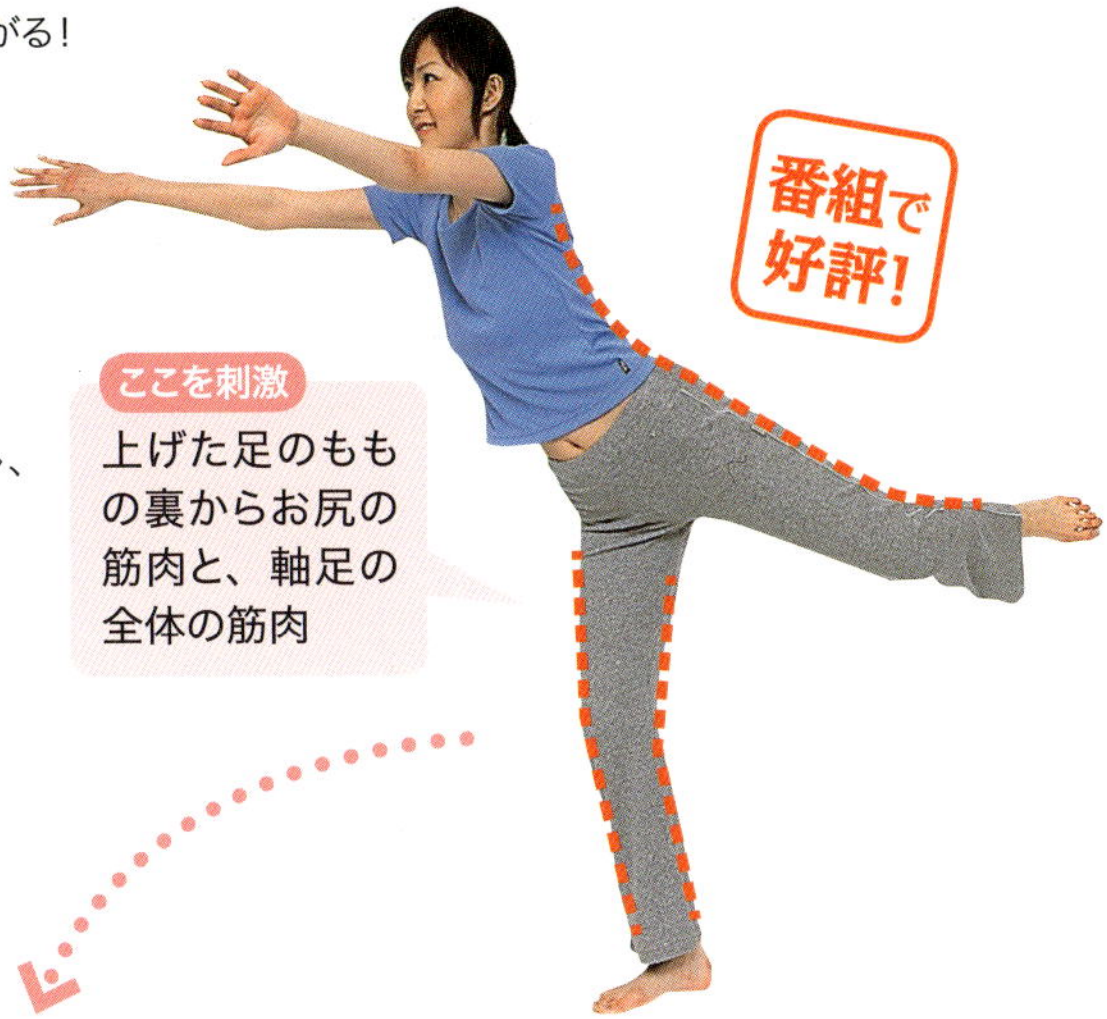

ここを刺激

上げた足のももの裏からお尻の筋肉と、軸足の全体の筋肉

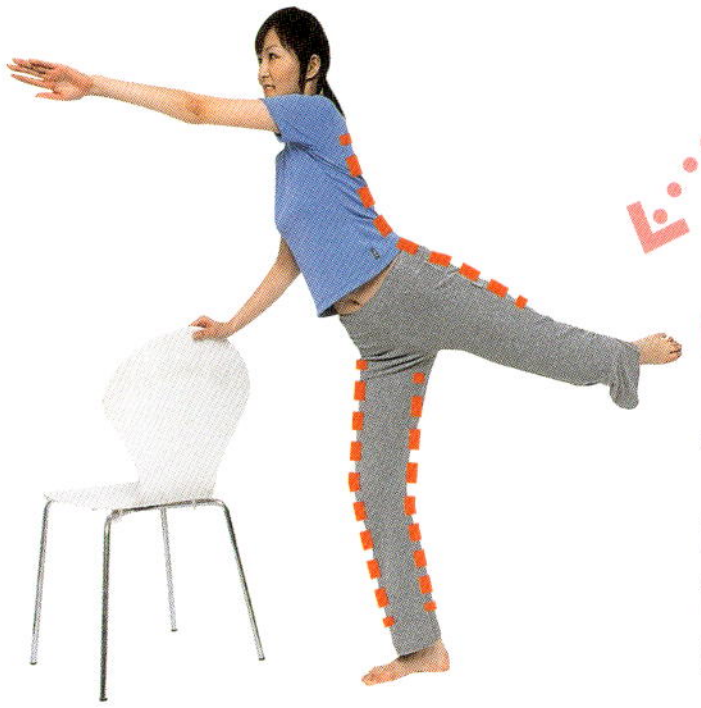

レベル1 バリエーション バランスがうまくとれないときは

イスにつかまって

高齢者やうまくバランスをとれない場合は、転倒を防ぐため、イスの背に片手を置き、足を無理のない程度に上げて片手だけを動かします。

ものぐさストレッチ3

リビングでストレッチ

広く使えるリビングで、腰や足をのびのびストレッチ。

腰落とし体側ストレッチ

四つん這《ば》いの姿勢をとり、片足を後ろに伸ばし、反対の足のひざを立てながら上体を起こし、手で上から腰を押すようにして、下側の体側を伸ばします。

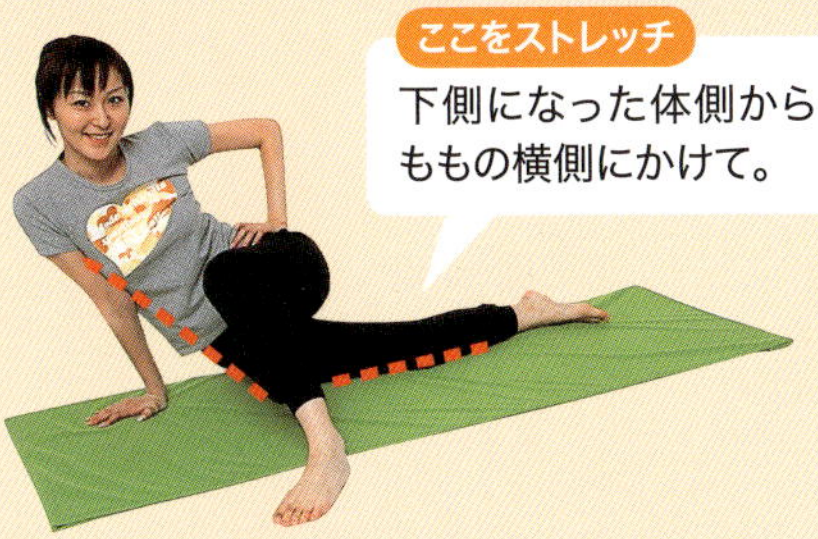

ここをストレッチ

下側になった体側からももの横側にかけて。

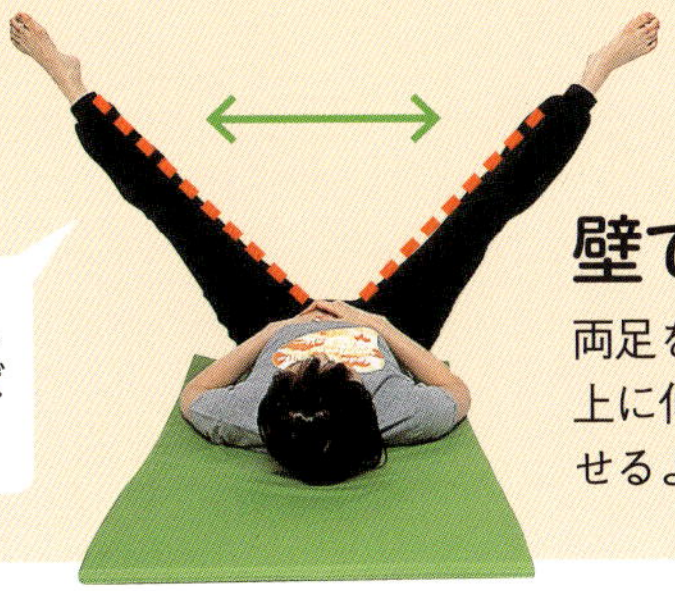

ここをストレッチ

重力を負荷にして、ももの内側を伸ばします。

壁で開脚ストレッチ

両足をそろえて壁に密着させて上に伸ばし、そのまま壁に沿わせるように足を開きます。

リビングで

レベル 1 ももをきたえて立ち上がり力アップ

もも上げ

ひざを曲げた状態で、ももを床と平行になるように上げます。左右交互に。

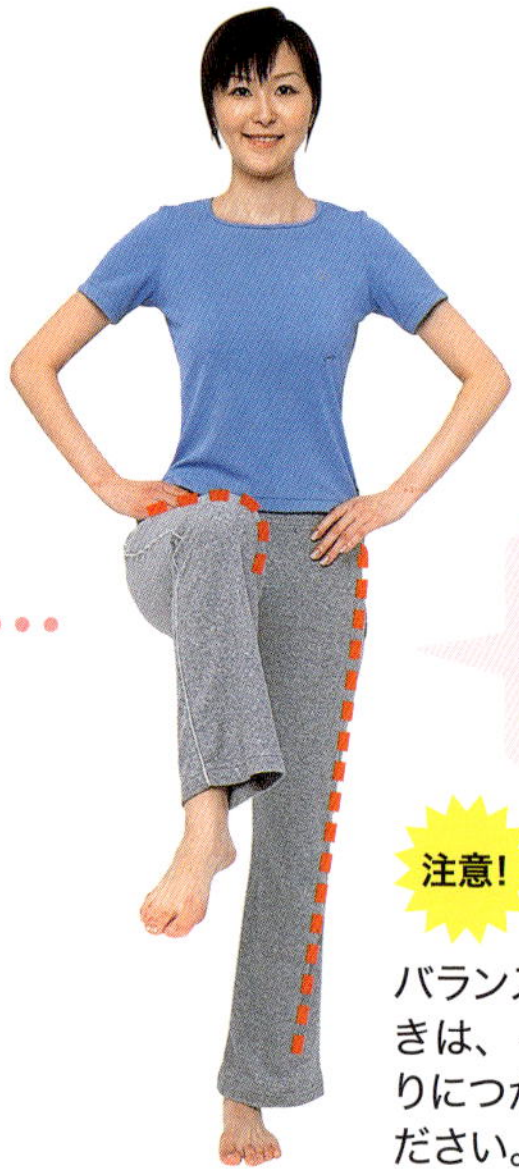

ここを刺激

上げたももの筋肉と、軸足の全体の筋肉。

注意!

バランスをとりづらいときは、イスの背や手すりにつかまって行ってください。

レベル 1 バリエーション

足を横に回して

「もも上げ」の状態から、上げた足を真横に回します。

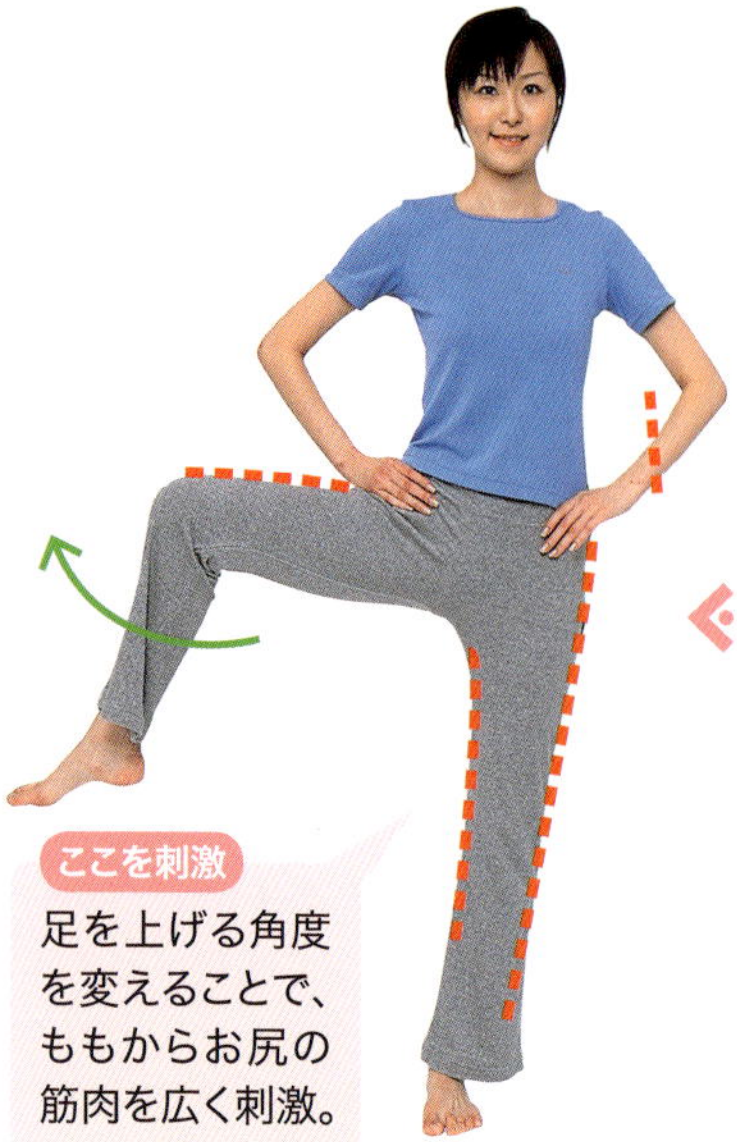

ここを刺激

足を上げる角度を変えることで、ももからお尻の筋肉を広く刺激。

ここで効果アップ 4

動きの角度を変えて広く筋肉を刺激

筋肉をまんべんなく刺激するには、手や足を上げたり、曲げたりする角度を少しずつ変えると効果的。それは筋肉組織は右図のように紡錘形になっているため、動きの角度が変わると、刺激される筋肉の方向も少しずつ移動するからです。

ひとつの体操に慣れてきたら、動きの角度を変えて、オリジナルのバリエーション体操を考えてみてはいかがですか。

もも上げの角度で刺激を受ける筋肉が変わる

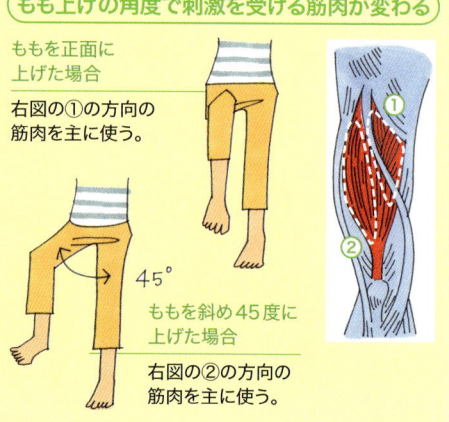

ももを正面に上げた場合

右図の①の方向の筋肉を主に使う。

ももを斜め45度に上げた場合

右図の②の方向の筋肉を主に使う。

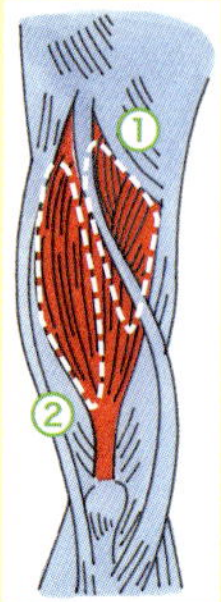

レベル2 スピードスケート選手の気分で

スケーティング

手を後ろで組み、ひざを軽く曲げて腰を落とした姿勢をとり、足を曲げたまま、片足を浮かせます。

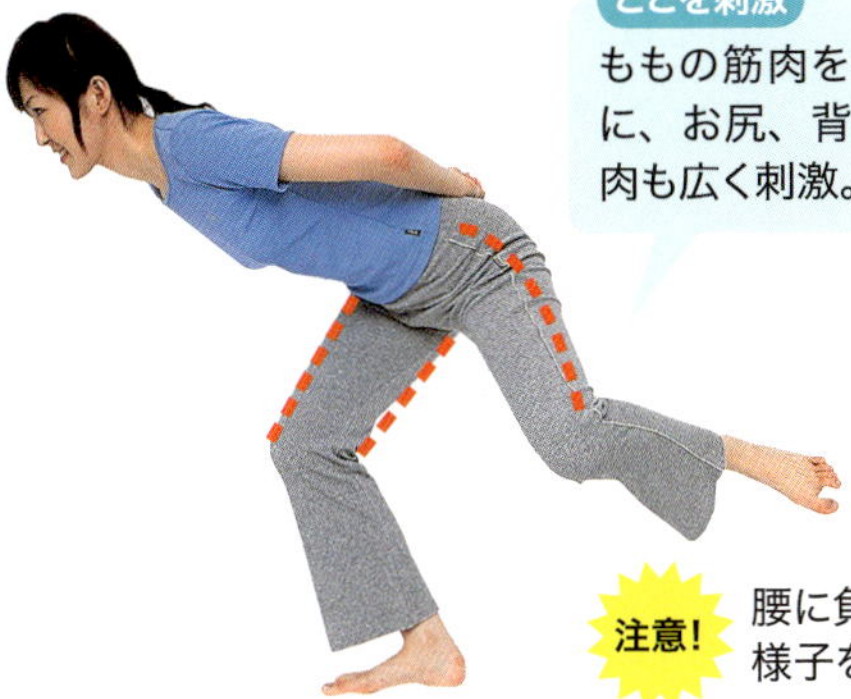

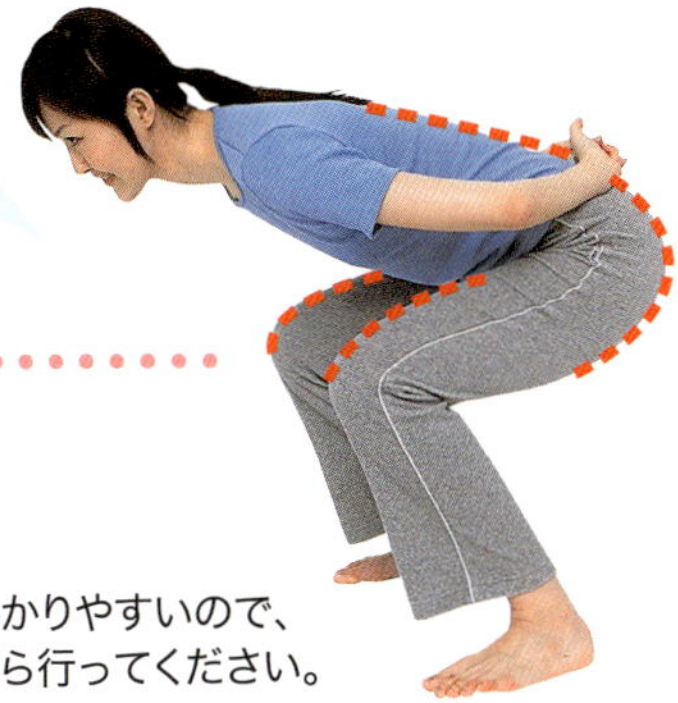

ここを刺激

ももの筋肉を中心に、お尻、背の筋肉も広く刺激。

注意！ 腰に負担がかかりやすいので、様子をみながら行ってください。

洗面所キッチンで

レベル1 足の後ろ側の筋肉刺激に効果的

片足後ろ上げ

立った姿勢から、ひざを伸ばしたまま、片足ずつゆっくりと後ろに上げます。

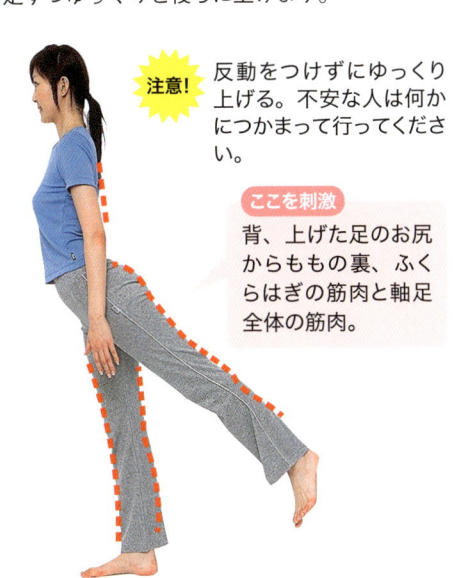

注意！ 反動をつけずにゆっくり上げる。不安な人は何かにつかまって行ってください。

ここを刺激

背、上げた足のお尻からもも裏、ふくらはぎの筋肉と軸足全体の筋肉。

レベル1 歯みがきや食器洗いをしながら

つま先立ち

つま先で立ったり、かかとを降ろしたりを繰り返します。

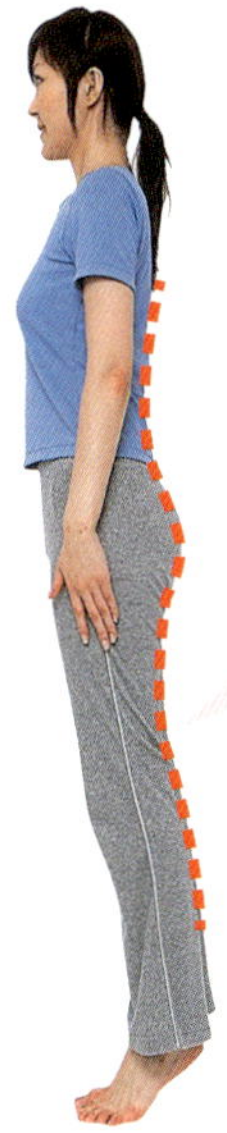

ここを刺激

背中から、お尻、もも裏、ふくらはぎの筋肉。

浴槽《よくそう》で

レベル 1 水中だから関節にやさしい

水中でバタ足

浴槽内で、浴槽に寄りかかるか、手を後ろについてすわり、ひざを軽く曲げたまま左右交互に足を上下させます。

ここを刺激
腹筋とももの筋肉。

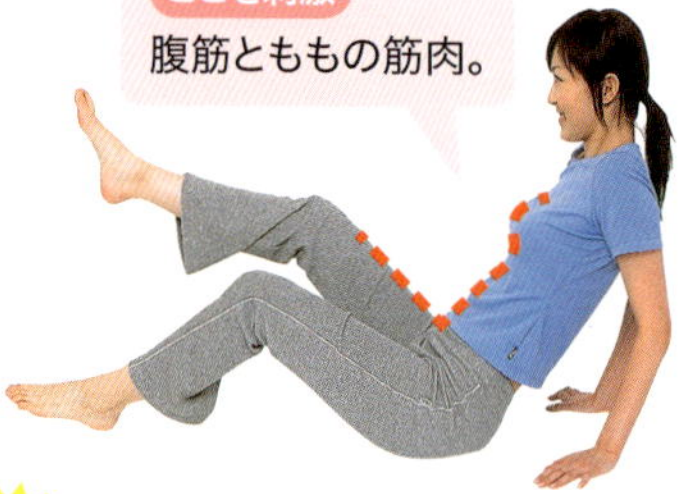

注意! 浴槽に寄りかかるか、手で体を支えて転倒に気をつけて。高血圧の方は NG。長時間やると立つとき転倒しやすいので注意。

レベル 1 水の抵抗を利用して胸の筋肉を刺激

水中で拍手

両手を肩幅より広く広げて浴槽に沈め、手のひらを大きく開いた状態で、手のひらを合わせるように繰り返し動かします。

ここを刺激
胸と腕の筋肉。

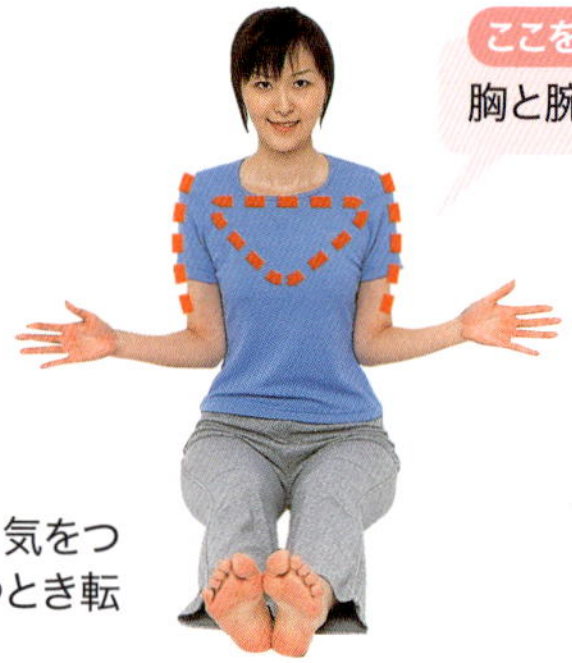

階段で

レベル 2 全身運動で血糖値改善効果大!

ステップ昇降

番組で好評!

踏み台や階段などの段差を利用して、一足ずつ昇り降りを繰り返します。

注意! 体の負担がやや大きいので、様子をみながら行ってください。

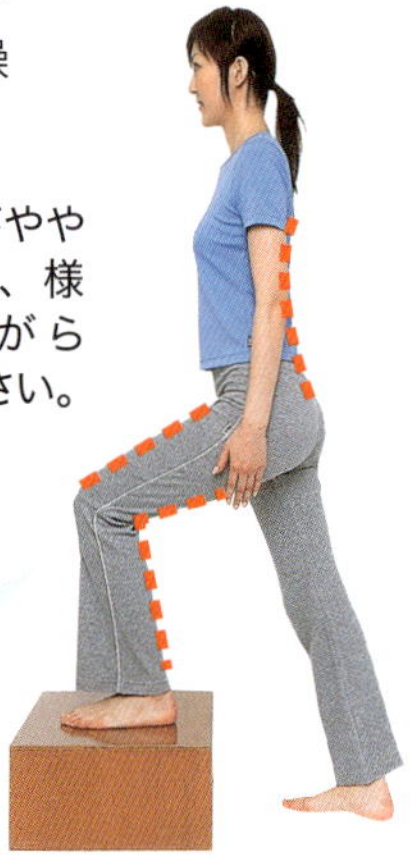

ここを刺激
ももの筋肉を中心に、上体の筋肉も刺激。

レベル 1 ふくらはぎに集中的に効く

かかと上げ下げ

踏み台や階段などの段差のあるところで、手すりなどにつかまりながら段の端につま先でのり、かかとを上下させます。

ここを刺激
ふくらはぎを中心に、つま先やかかとのまわりの筋肉を刺激。

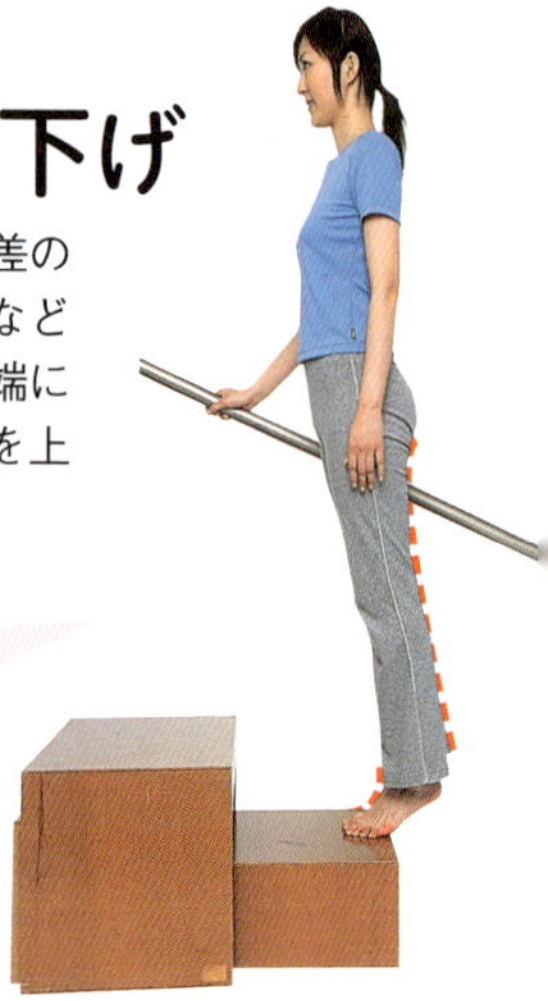

注意!
必ず手すりやイスの背などにつかまって転倒を防いでください。階段で行うときは一番下の段で行ってください。

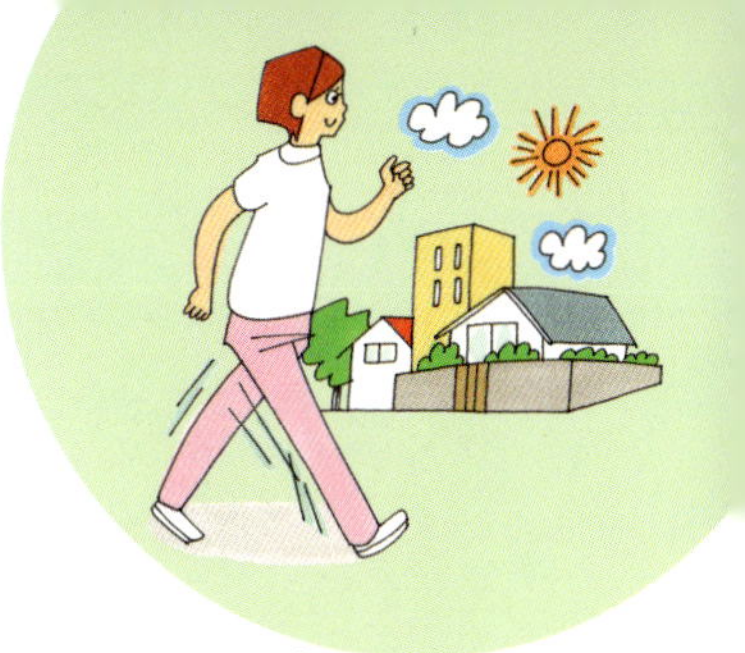

ウォーキングしながら！

買い物や通勤時にも歩き方の工夫ひとつでぐんと運動量を増やせます。

レベル2 姿勢よく歩いて効果アップ

基本のウォーキング

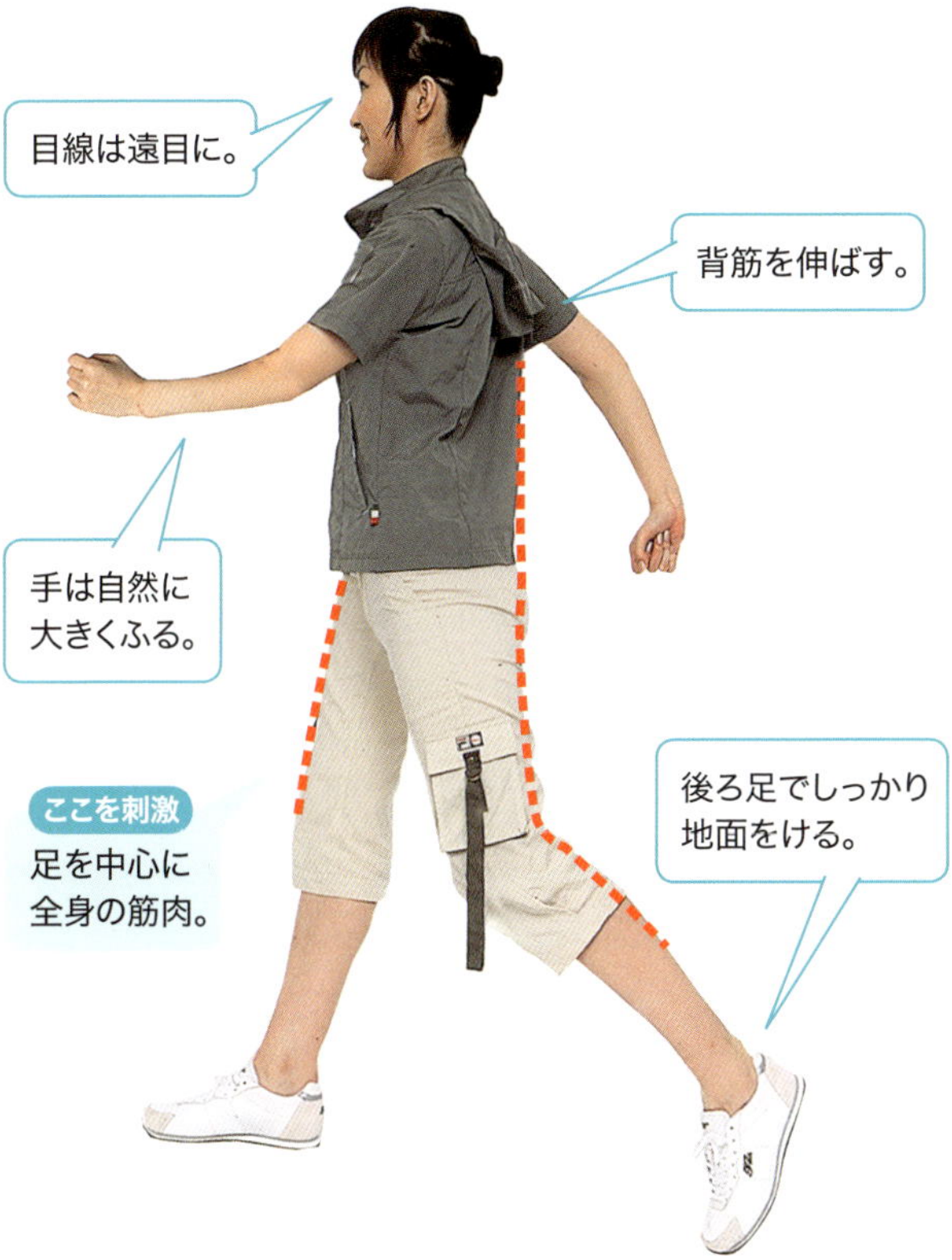
目線は遠目に。
背筋を伸ばす。
手は自然に大きくふる。
後ろ足でしっかり地面をける。

ここを刺激
足を中心に全身の筋肉。

ものぐさストレッチ4

歩く前にストレッチ

ウォーキングの前には、ももやひざをよく伸ばしておきましょう。

ももとひざのストレッチ

イスに片ひざをのせて足先を手で持ち、もう一方の足を少し曲げながら、イスにのせた足の先を手でお尻のほうに近づけます。

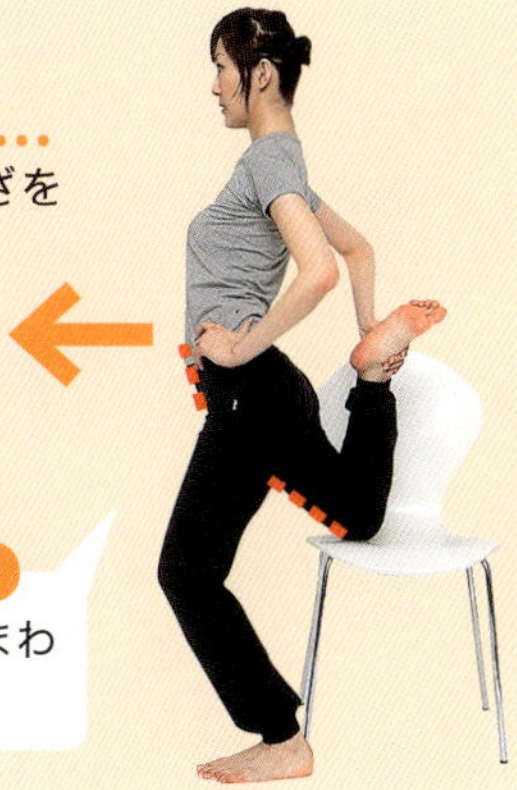

ここをストレッチ
ももとひざのまわりの筋肉。

レベル 2 いつもの歩幅を広げるだけ

大また歩き

いつもより大またで
歩きます。

番組で好評!

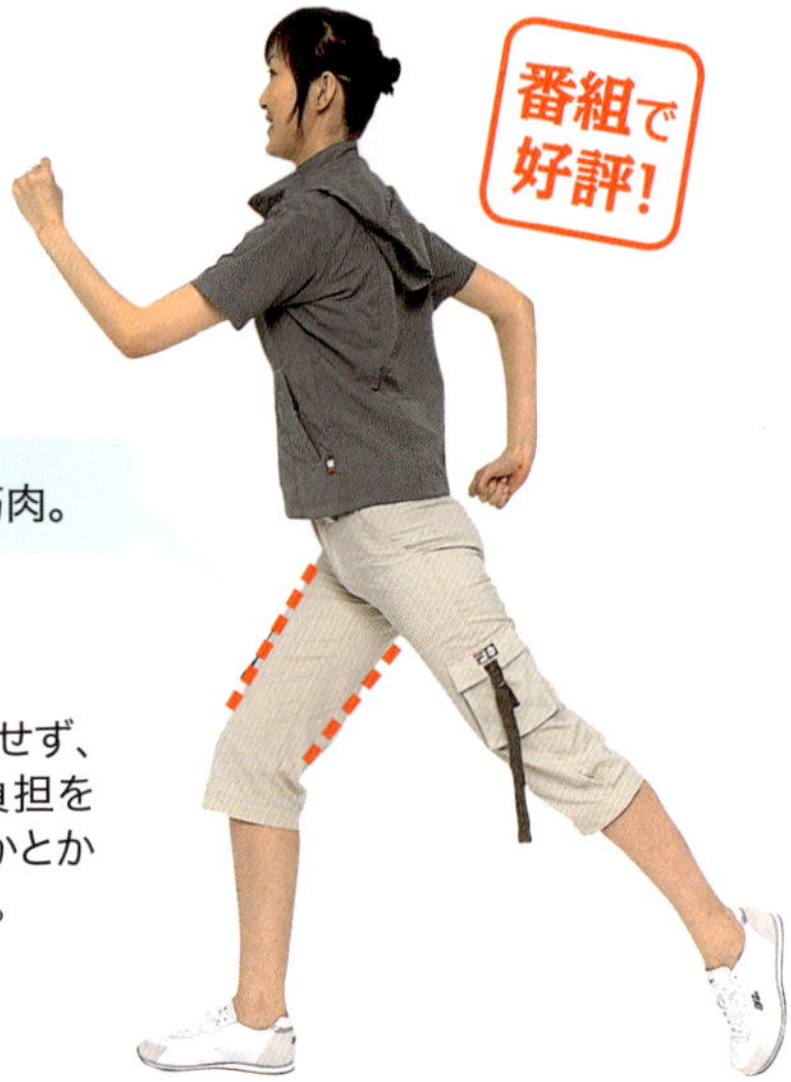

ここを刺激
足を中心に全身の筋肉。

注意! 足への衝撃が大きいので、無理をせず、様子をみながら行います。足の負担を軽くするには、ひざを伸ばし、かかとから着地するようにして歩きましょう。

レベル 2 ウォーキング中に負荷をアップ

腰落とし歩き

足を前に出すときに、ひざを曲げて腰を落としながら歩きます（負荷が高いので、ウォーキング中にときどき取り入れます）。

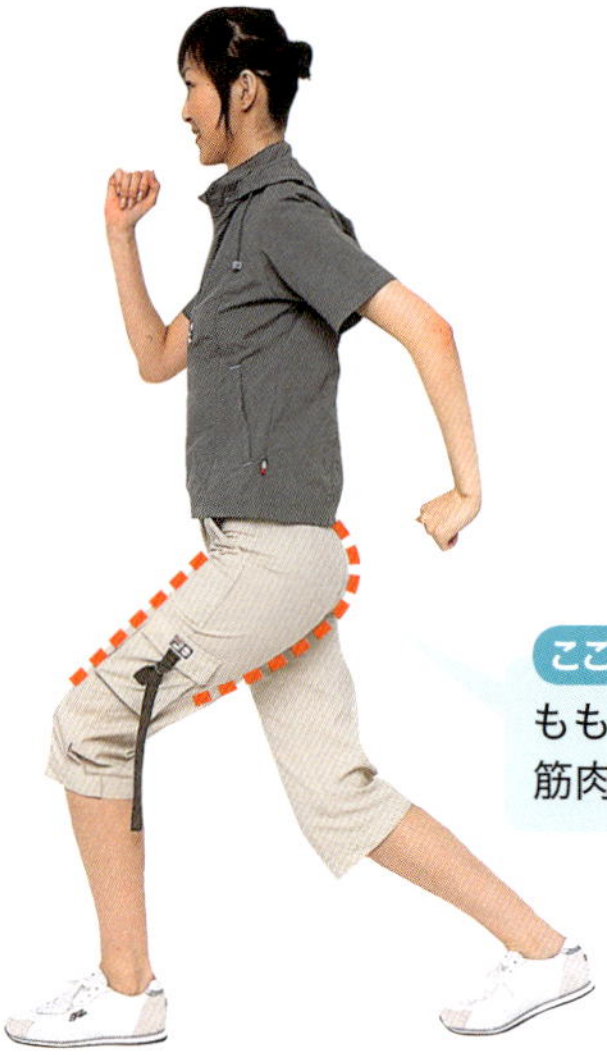

ここを刺激
ももやお尻の筋肉。

レベル 2 ひねりの動きも加えて

一直線ウォーキング

ひざを触れ合わせるようにして一直線上を歩き、上体は足の動きに伴って自然に左右にひねるようにします。

ここを刺激
体幹の筋肉（上体の中心部にある筋肉）。その他全身の筋肉。

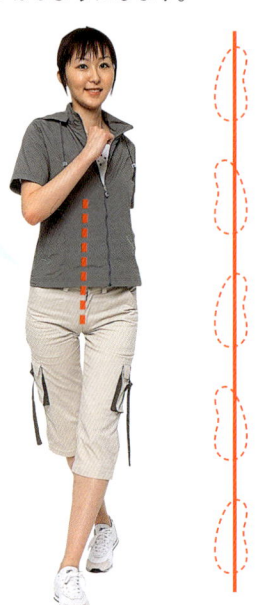

レベル 2 足先まで緊張させて

かかと歩き

かかとで歩きます。

ここを刺激
足の前面の筋肉。

レベル 2 ふくらはぎに効く

つま先歩き

つま先で歩きます。

ここを刺激
ふくらはぎから足先の筋肉。

レベル 2 日常にない動きで筋肉を活性化

後ろ歩き

後ろに向かって歩きます。

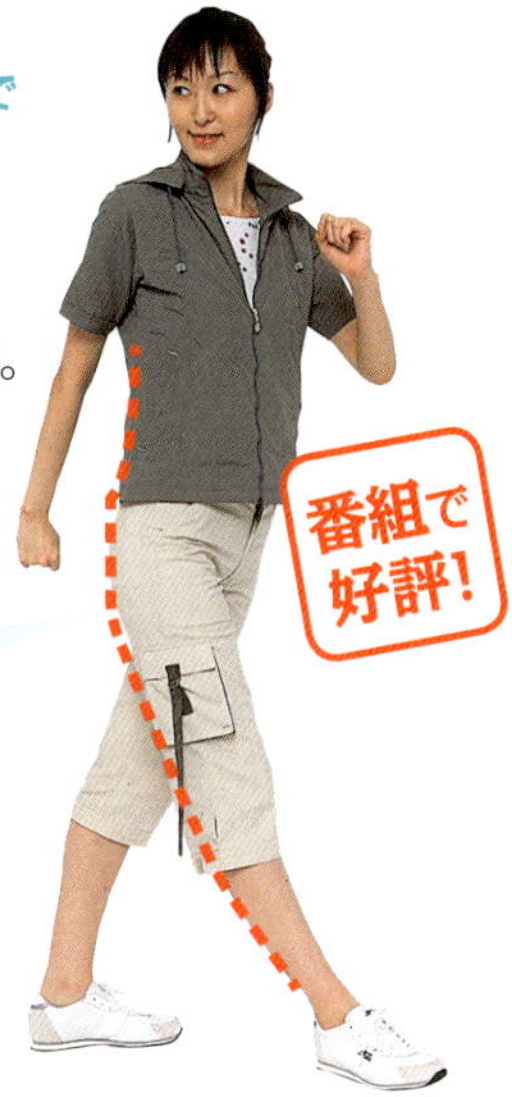

ここを刺激
背筋、ももの裏、ふくらはぎの筋肉。

注意! 安全な場所を選び、転倒に注意しましょう。

ためしてみました 番組でも大好評の"大また歩き"の効果を検証しました。

大また歩きで脂肪が減る!

番組の実験では、ふだんの歩き方と大また歩きで、同じ距離(700m)を歩いて消費エネルギーを比較したところ、大また歩きのほうが約8kcal多くなっていました。

このペースで1日に1万歩歩いた場合、消費エネルギーの増加分を脂肪に換算すると、1年間で約2・9kgの脂肪を減らせる計算になります。

脂肪が多いと、血糖値を下げるインスリンの働きが悪くなります。大また歩きは筋肉を刺激するだけでなく、脂肪を減らすことで、さらに血糖値改善効果を発揮するのです。

700mを歩いた場合

ふだんの歩き方
消費エネルギー
46kcal

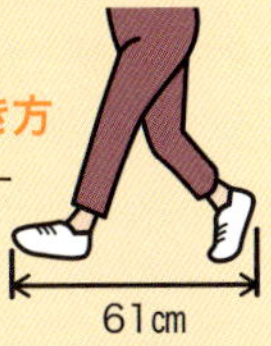

大また歩き
消費エネルギー
54kcal

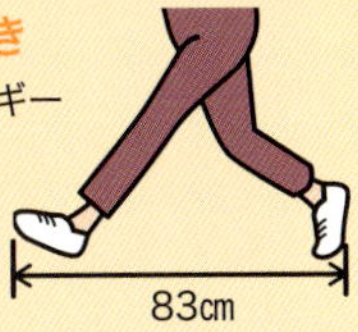

このペースで1日に1万歩歩くと、計算上年間で2.9kgの脂肪減!

大また歩きで血糖値改善!

番組で取材したBさん(67歳男性)は、3年前に軽度の糖尿病と診断されました。当初はあまり気にとめなかったそうですが、1年前にこれではいけないと一念発起。毎朝約6kmの大また歩きを続けた結果、食生活を変えなくても、203mg/dlだった食後血糖値が120mg/dlまで下がりました。

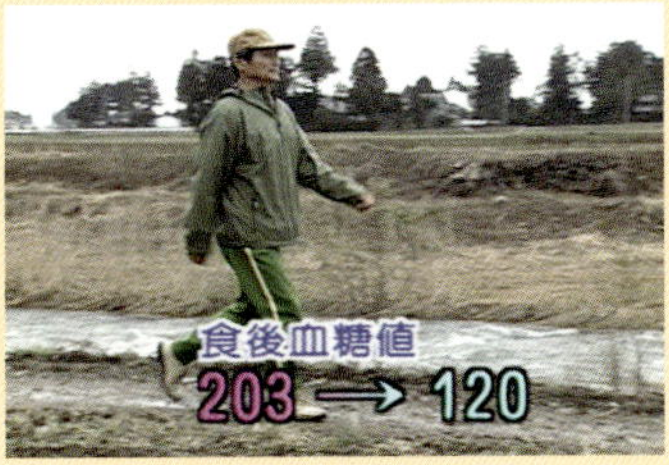

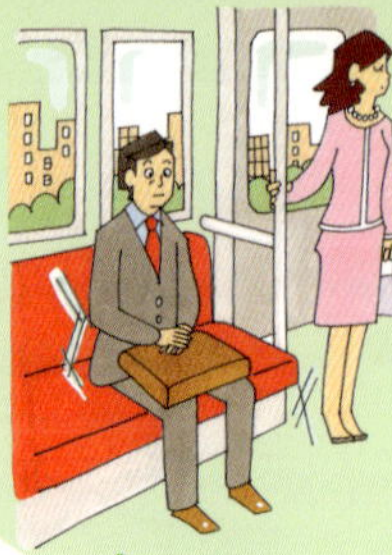

外出先、オフィスで!

電車やバスでの移動や仕事の休憩時間など、〝すきま時間〟をフル活動!

乗り物内、オフィスで

レベル 1 簡単なのに意外に効果大

背《せ》筋《すじ》伸ばし

イスに浅めにすわり、背にもたれずに背筋を伸ばします。

ここを刺激

背筋を中心にお尻の筋肉まで。腹筋も。

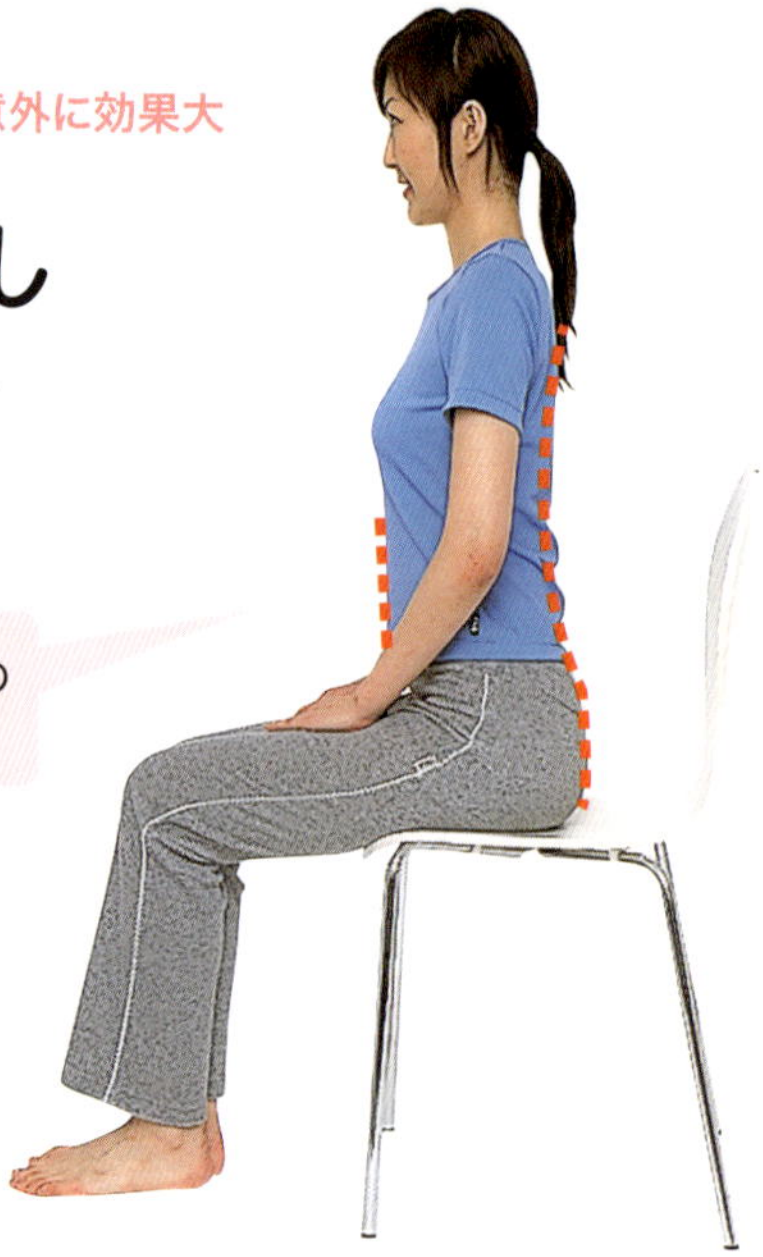

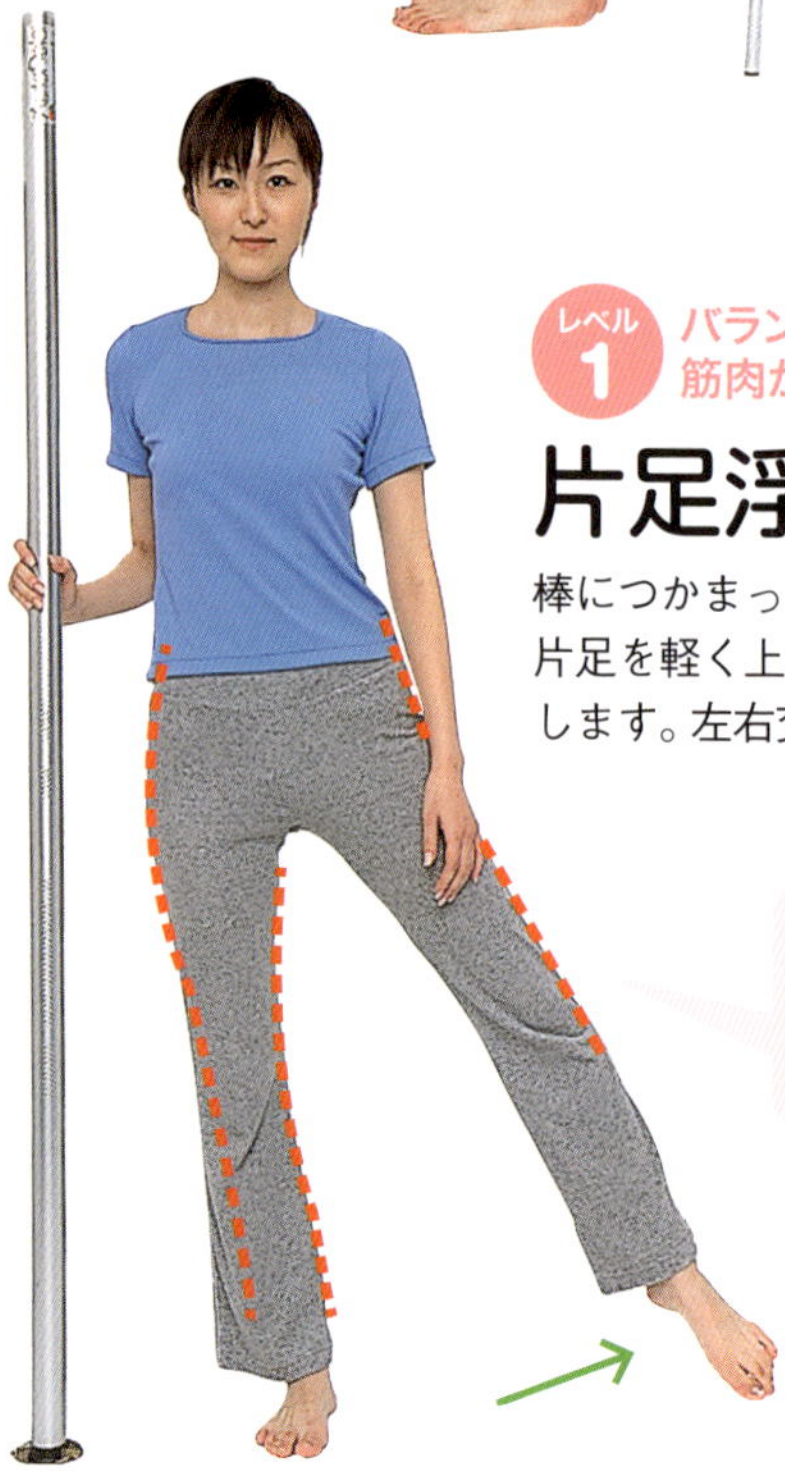

レベル 1 バランスをとるために筋肉が活躍

片足浮かし

棒につかまってしっかりと立ち、片足を軽く上げて3秒ほど維持します。左右交互に。

ここを刺激

上げた足のももから、腰の横の筋肉と、軸足の全体の筋肉。

注意! ゆれの激しい車内では、転倒のおそれがあるので行わないでください。

待ち時間に

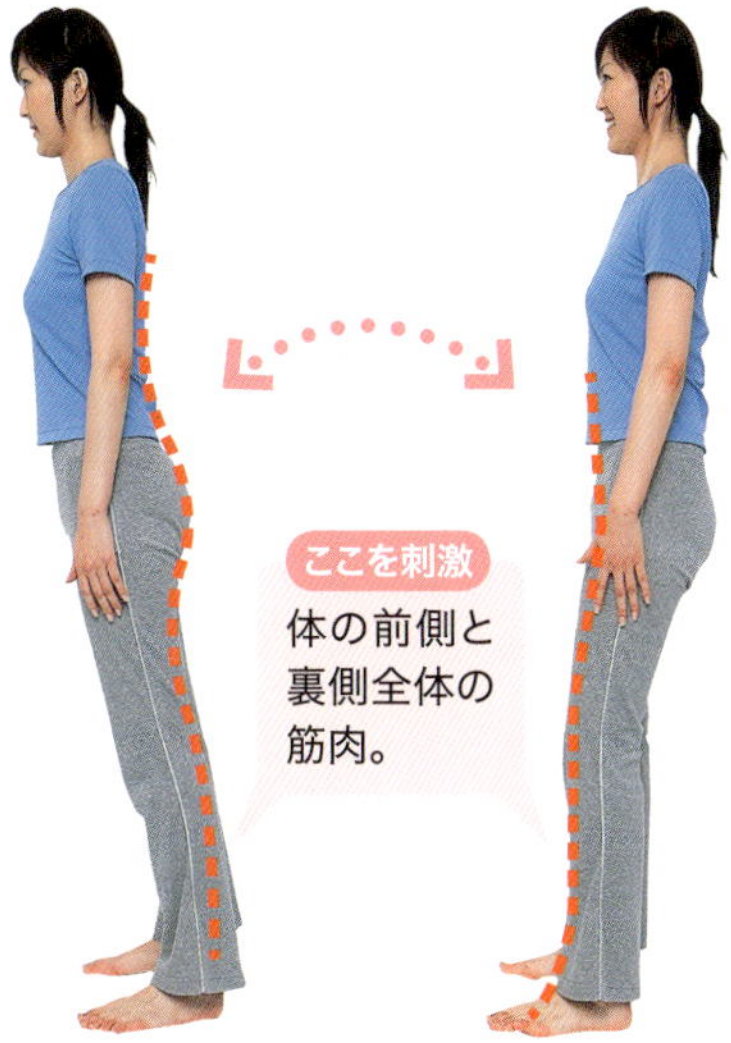

レベル1 足の筋肉に力を入れて

直立体重移動

つま先とかかとを結ぶ線が平行になるように、両足を肩幅くらいに広げて立ち、足の裏をつけたまま、体重をかかとにかけたり、つま先にかけたりします。

注意！ 足の裏全面が床から離れないようにして、とくに後ろに転倒しないように気をつけてください。

オフィスで

レベル1 腹筋でふんばって体勢をキープ

イスで腰持ち上げ

イスにすわり、両手を両脇のイスの端において、手の力だけで腰を持ち上げます。

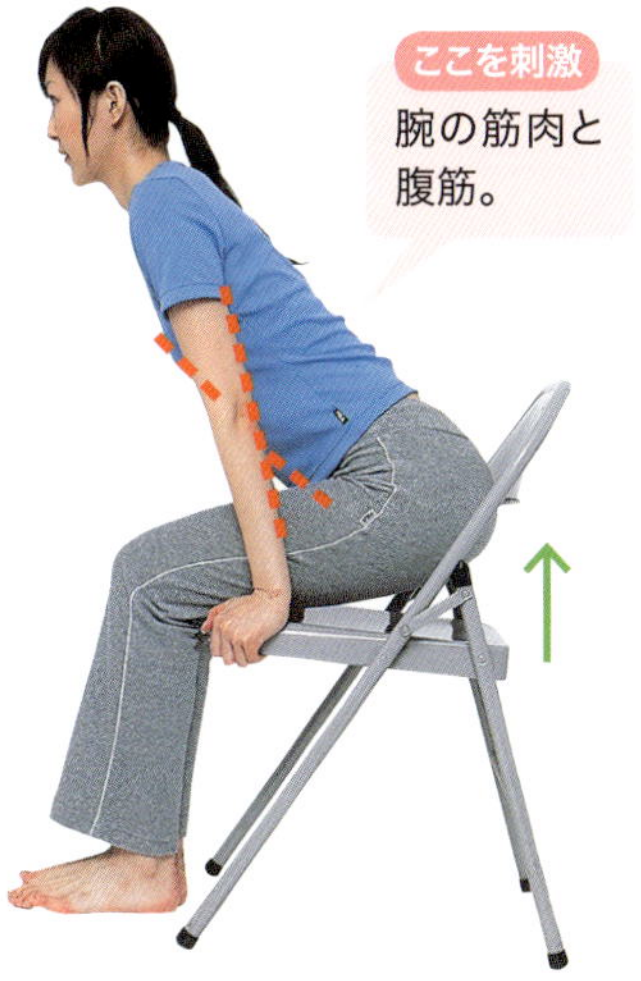

レベル1 休憩時間にもお手軽筋トレ

イスで片足上げ

イスにすわり、片足ずつひざを伸ばして、床と平行になるように上げます。左右交互に。

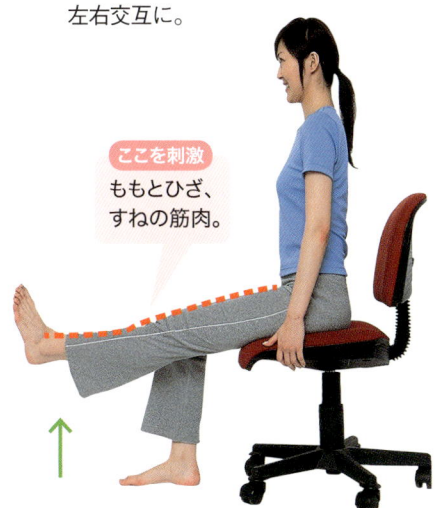

レベル 1 “裏の筋肉”全体に効く

ぎりぎり前方倒し

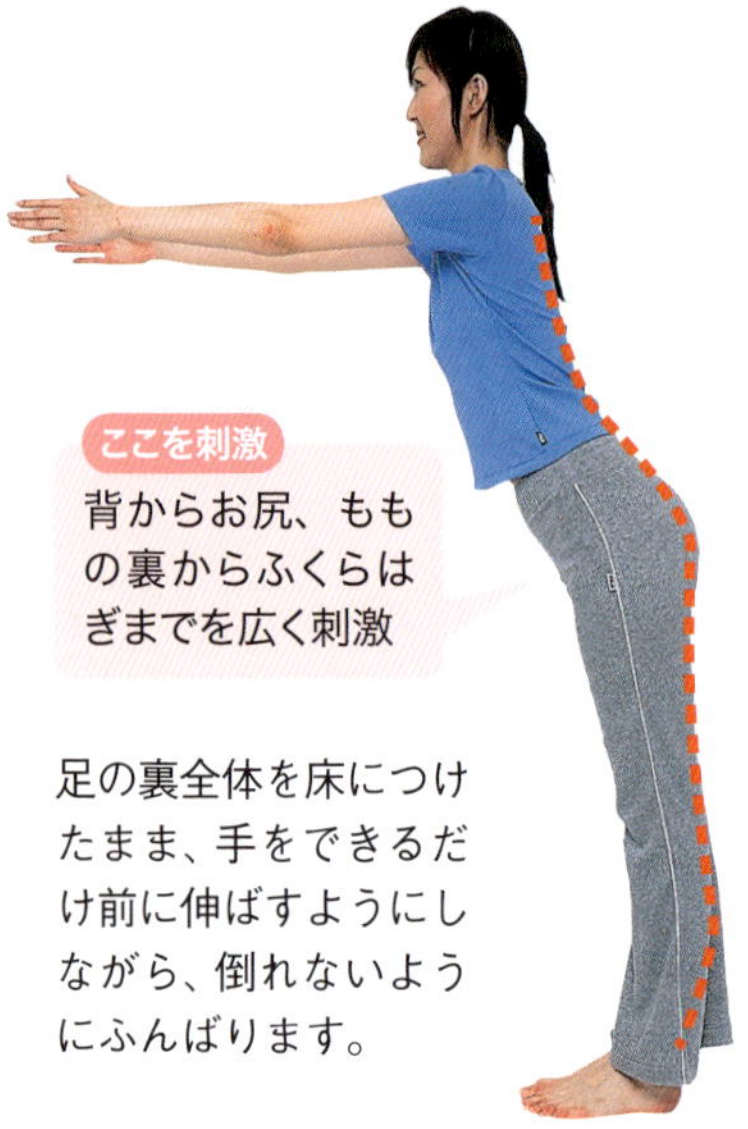

ここを刺激

背からお尻、ももの裏からふくらはぎまでを広く刺激

足の裏全体を床につけたまま、手をできるだけ前に伸ばすようにしながら、倒れないようにふんばります。

注意! かかとを浮かさないようにして、転倒に気をつけてください。

レベル 1 ひねりの動きで体幹の筋肉を刺激

壁で上体ひねり

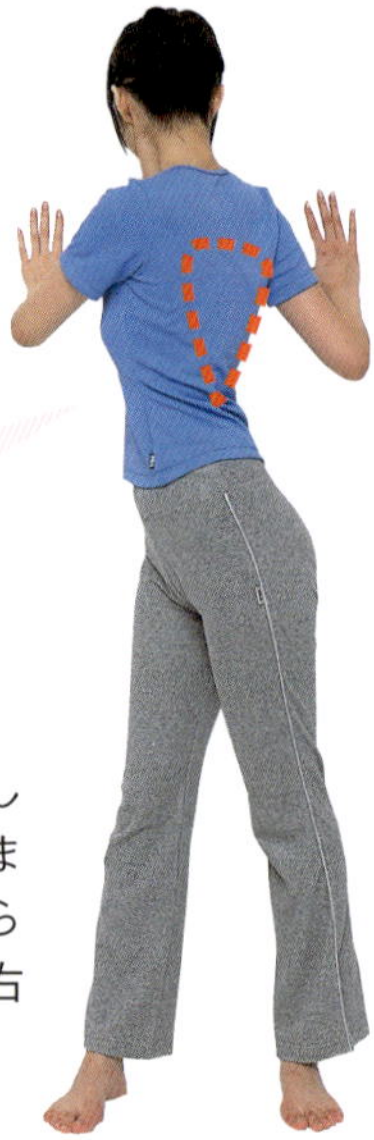

ここを刺激

体幹の筋肉（上体の中心にある筋肉）と肩甲骨から背の筋肉。

壁を背に、壁から少し離れて立ち、上体をまわして両方の手のひらを壁につけます。左右交互に。

注意! 腰を傷めないように、ゆっくりと上体をねじります。きつい人は片手だけを壁につけるようにすると楽です。

ここで効果アップ 5

階段の昇り降りで筋力強化

家事や通勤などで体を動かしているつもりでも、それだけでは筋力の衰えは防げません。それは、日常の動作には重力の負担がかからない水平方向の動きが多く、筋肉もそれに慣れてしまっているからです。

運動能力は体重を支えられる筋力があるかどうかで決まりますから（P 21 コラム参照）、重力に逆らって上下方向に動かせる筋力をつけることが大切なのです。

その点、階段の昇り降りは、重力に逆らって全身を動かすので、たいへん効果的。日常生活で筋力をアップする格好のチャンスです。外出時にはエレベーターやエスカレーターではなく、階段を使うようにしましょう。

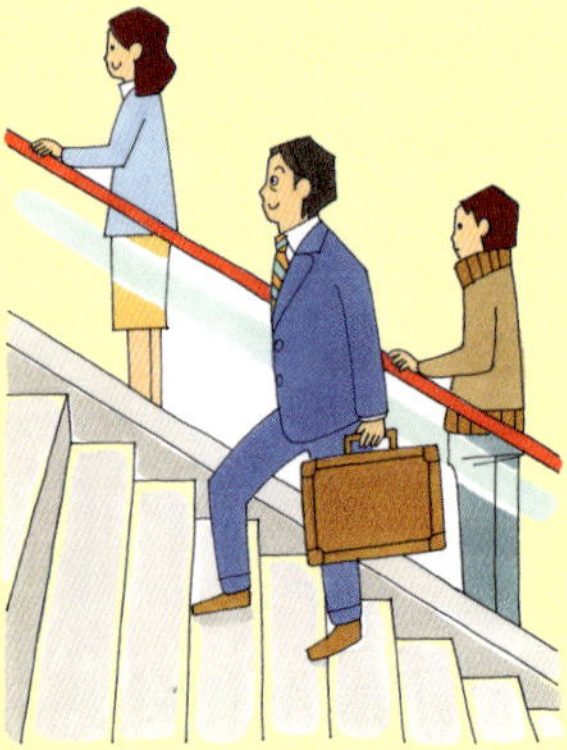

高血糖も体のトラブルも改善!

3分あればできる! 痛み予防ストレッチ

気になる悩みをストレッチで解消

体を動かしたいと思っても、腰痛やひざ痛、肩の痛みなどが大きな壁になることもあります。そんな不安を解決するのが、"痛み予防ストレッチ"。

ストレッチは筋肉をリラックスさせ、血行をよくするので、トラブルを抱えたデリケートな部位にもやさしく働きかけます。

さらに、筋肉が伸びることで、

腰痛

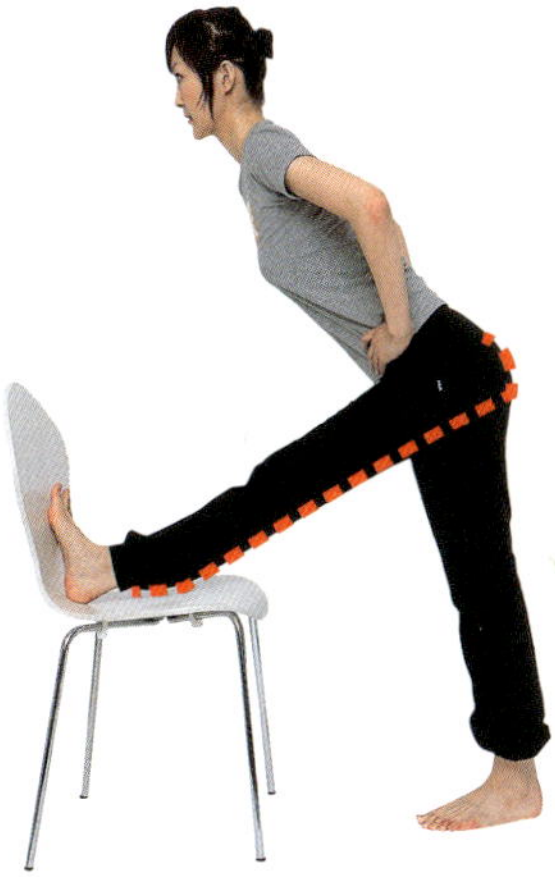

1 足の後ろ側を意識して

裏もも ストレッチ

イスに片足をのせ、足のつけ根からももの裏、ふくらはぎを意識して伸ばします。

ここをストレッチ
お尻からももの裏、ふくらはぎまで。

ガッテン流ストレッチ 2つのポイント

●**力をかけすぎない**
少しもの足りないくらいの強さで行うのがベスト。痛みを感じるほどの強さでは、筋肉が緊張してしまい、逆効果です。

●**1回の目安は40秒**
これより短くても、長くても、血行量はあまり増えません。

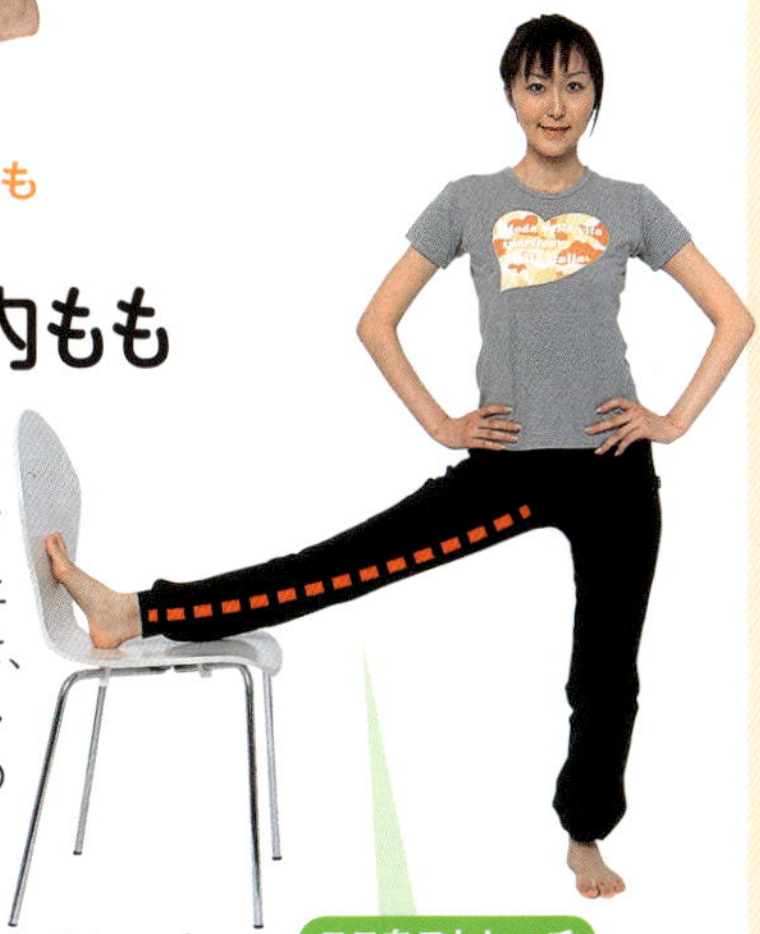

2 内ももの筋肉も忘れずに

ひざ曲げ内もも ストレッチ

イスに対して横向きに立ち、つま先を上に向けて片足をのせ、もう一方の足を少し曲げながら、ももの内側を伸ばします。

注意! 足を曲げるときに、上体が傾かないように。

ここをストレッチ
ももの内側の筋肉と股関節。

※それぞれ左右均等に行ってください。

筋肉組織をほどよく刺激するので、血糖値改善効果も期待できます。ここで紹介する症状別のストレッチを、それぞれセットで行うと効果的です。

トラブル予防は筋肉のケアがポイント

上体の体重がかかる腰やひざ、腕の重みがかかる肩などは、ふだんの動作でもトラブルを起こしやすいところです。トラブルを防ぐには、その部位を支えるまわりの筋肉を強くして、関節や筋肉に負担がかからないようにするのがいちばんです。とはいえ、傷めてしまった体に急な筋トレは禁物。次のような手順でケアをしましょう。

①痛みがあるときは安静に

痛みがあるときは、患部を動か

腰痛

3 もものつけ根もやわらかく

ひざとももののストレッチ

イスに片足をのせ、ひざを深く曲げてももとひざを意識して伸ばし、もう一方の足はまっすぐに後ろに伸ばします。

ここをストレッチ
お腹から、軸足のもも、ひざ、ふくらはぎ。

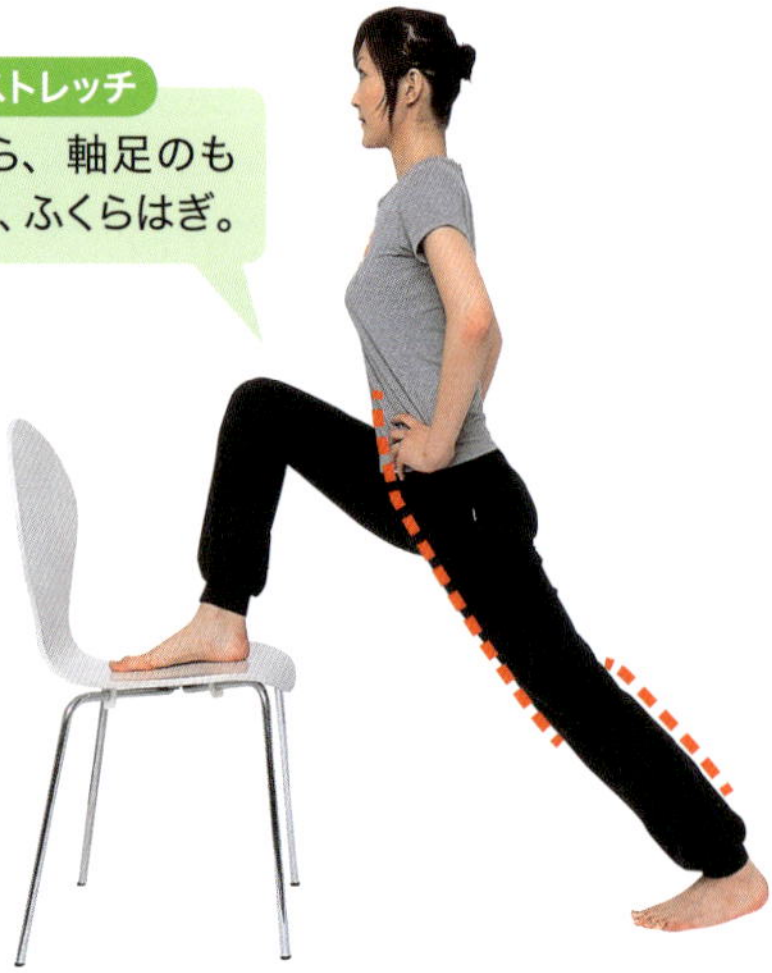

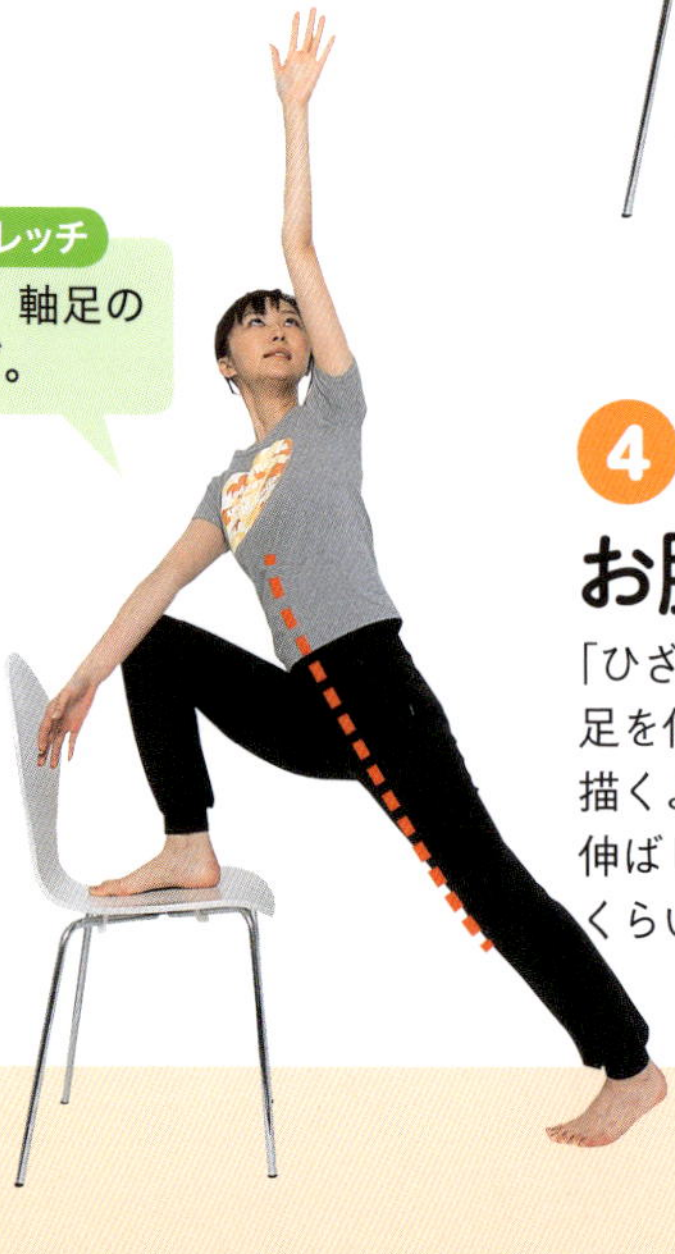

ここをストレッチ
お腹から、軸足のもも、ひざ。

4 お腹からひざにかけて広範囲に

お腹ストレッチ

「ひざとももののストレッチ」の姿勢から、足を伸ばしているほうの手を横から弧を描くように上げて、お腹を伸ばします。伸ばしすぎないように、少し物足りないくらいでやめてください。

さずに痛みがひくのを待ちます。

②ストレッチで筋肉をほぐす

患部のまわりの筋肉をストレッチしてやわらかくします。たとえば腰痛なら、骨盤につながる腰やお尻、ももの筋肉や体側を広範囲にストレッチしましょう。すると、筋肉がリラックスしてしなやかに動くようになり、関節にかかる負担を軽くすることができます。また、血行もよくなるので、こりや筋肉痛の緩和にも有効です。

③"ものぐさ筋トレ体操"で筋力をつける。

ストレッチで筋肉がほぐれたら、患部を支える筋肉を強くする体操を選んで行うと、さらに効果的です。

ひざ痛

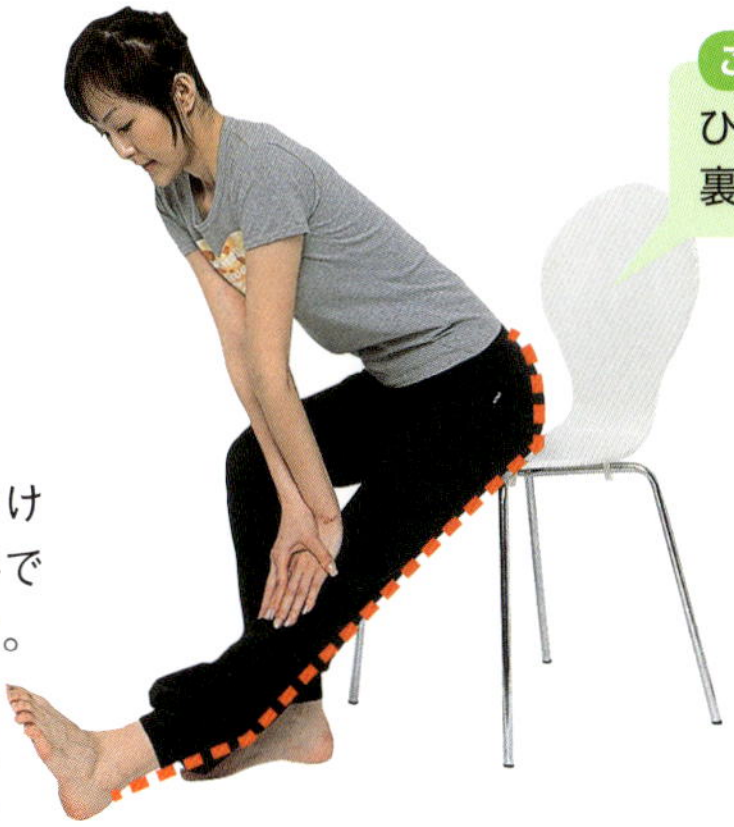

ここをストレッチ
ひざ関節とももの裏の筋肉。

1 ひざと足の裏側を一緒にストレッチ

ひざ関節伸ばし

イスにすわり、床にかかとをつけて片足を伸ばし、ひざの上を手で軽く押さえて関節を伸ばします。

注意! ひざ関節に痛みが出るほど手で強く押さないようにしてください。

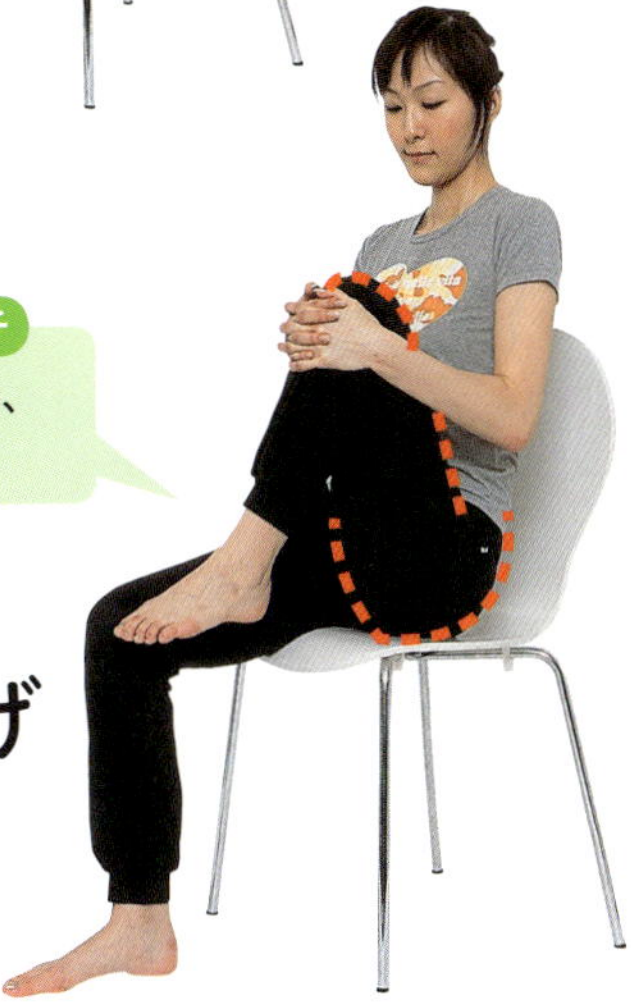

ここをストレッチ
ひざ関節ともも、お尻の筋肉。

2 ①とは逆側に関節を曲げます

ひざかかえ関節曲げ

イスにすわり、片ひざを両手でかかえるようにして、胸のほうに引き寄せます。

※それぞれ左右均等に行ってください。
※ひざ痛の対象は軽度の「変形性ひざ関節症」の場合です。その他の病気が疑われる場合は、運動によって悪化することもあるので、医師に相談のうえ判断してください。

ここで効果アップ 6

トラブルを徹底予防する おすすめ〝ものぐさ筋トレ体操〟

体のトラブルを徹底的に予防するには、ストレッチで筋肉をほぐしたうえに、体操で筋力を強化すると効果がアップ。〝ものぐさ筋トレ体操〟の中から、おすすめの体操を選びました。

腰痛予防に	ラクラク腹筋（P27） うつぶせお尻浮かし（P30） ひざ立ち上体倒し（P35）
ひざ痛予防に	イスでコサックダンス（P33） もも上げ（P38） 水中でバタ足（P40）
肩こり予防に	肩甲骨寄せ（P31） 片手上げ（P31） 壁で上体ひねり（P46）

肩こり

ここをストレッチ
肩の上部から肩のまわりの筋肉。

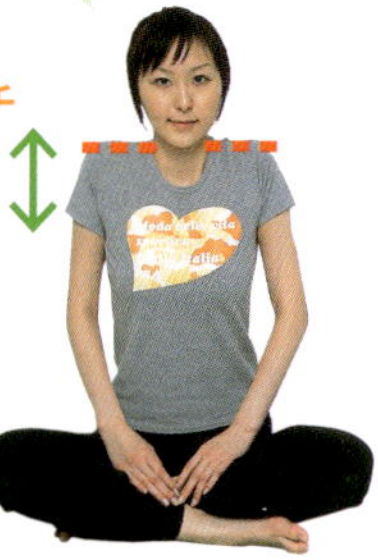

1 どこでもできる基本のストレッチ

両肩上げ

両肩を上に持ち上げます。おろしてリラックスしてから繰り返します。

ここをストレッチ
肩から肩甲骨のまわりの筋肉。

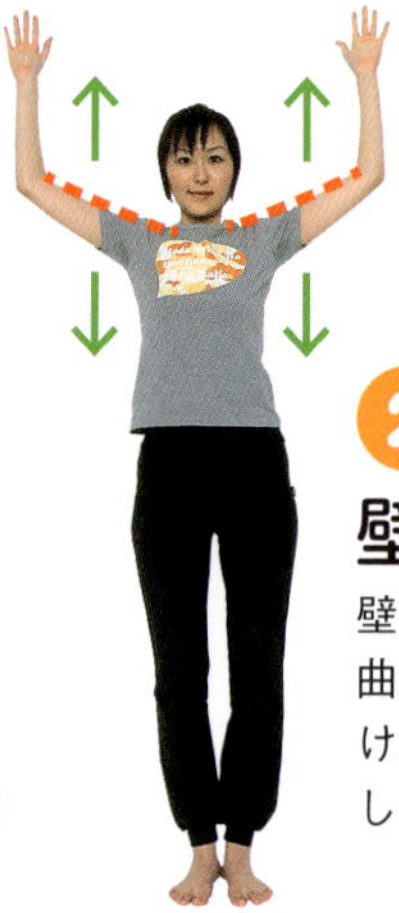

2 壁を使ってほどよく反るのがポイント

壁で両手上げ

壁を背にして立ち、ひじを曲げた状態で両腕を壁につけ、ひじを壁に沿って伸ばしながら手を上げます。

ここをストレッチ
肩の前の筋肉から、腕の内側の筋肉にかけて。

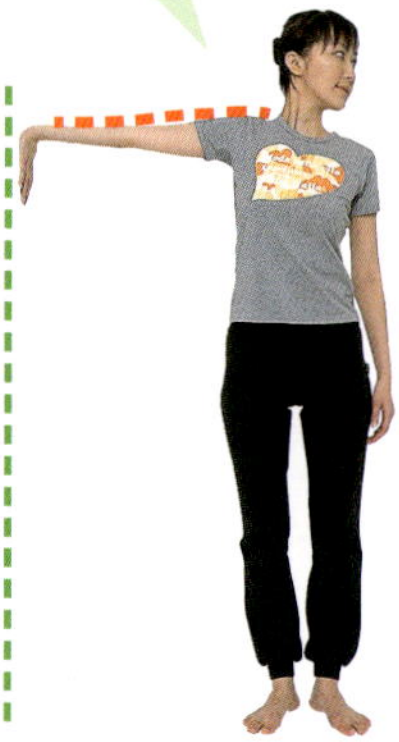

3 肩の前側を意識して

片手伸ばし肩ストレッチ

壁に垂直に立ち、指先を下にして手のひらを壁につき、斜め後ろを見るようにして、肩の前の筋肉を伸ばします。

ここをストレッチ
肩の後ろの筋肉から首にかけて。

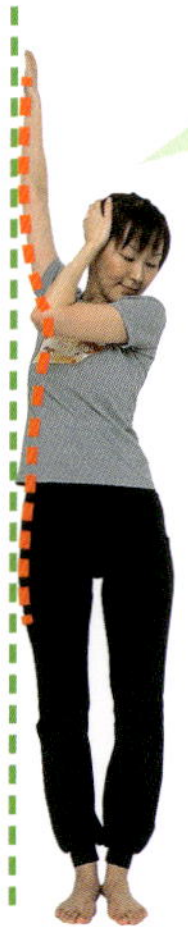

4 次は肩の後ろ側を伸ばすように

片手上げ肩ストレッチ

片腕を上げ、上げた腕とわきを壁に垂直につけて手のひらをつき、もう一方の手で頭を斜め横に押すようにして、肩の後ろ側を伸ばします。

※それぞれ左右均等に行ってください。
P47～50で紹介したストレッチ（体操）は、必ず無理のない範囲で行ってください。
自分の体と相談しながら、慎重に体を動かしましょう。

第2章

新常識

2

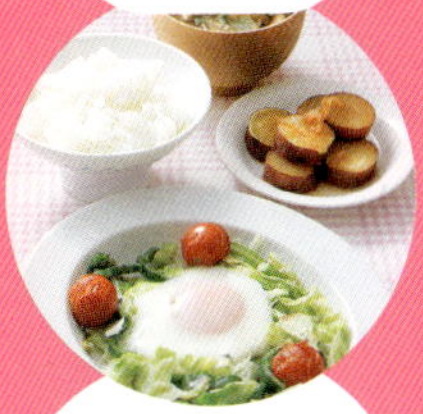

〝朝食のタイミング〟で血糖値は下がる！

＜レシピの見方＞

- 計量の単位は、1カップ＝200ml、大さじ1＝15ml、小さじ1＝5ml です。
- 電子レンジの加熱時間は、500Wのものを基準にしています。
- エネルギー、塩分のデータは『五訂日本食品標準成分表』をもとに計算しています。

同じ食事量でOK!

起きてすぐの朝食テクニック

食事のタイミングが血糖値に大きく影響

　糖尿病の予防、改善のためにはカロリー制限が基本です。ところが、「空腹がつらくて続かない」「食事量を減らしても思うように効果が出ない」といった壁にぶつかるケースも多いようです。

　そんな壁を越えるヒントは意外なところにありました。それは、朝食の時間をいつもより早めるという簡単な方法です。食事量は変えなくても、起きたらあまり時間をおかず、できるだけ早く朝食をとるだけで、血糖値を抑えられるのです。

　血糖値は食後に上がり、その後インスリンの働きで徐々に下がるしくみになっています。ところが起床後に何も食べないままでいると、ある種のホルモンが分泌され、その間の活動エネルギーを得るために、血液中の糖を増やすように働いてしまうのです。

　番組の実験では、起床直後は122／dlだった血糖値が、1時間後には何も食べていないにも関わらず145／dlにまで上昇していました。

　こうして血糖値が上がった状態で朝食を食べると、食後はその値からさらに上昇することになります（下記グラフオレンジ線参照）。ところが、朝食時間を早めにとれば、起床後の血糖値上昇分がないので、1日の血糖値を低く抑えられます（グラフピンク線参照）。つまり、朝食の時間を変えるだけで、その日1日中ずっとその効果が続くというわけです。

早めの朝食で1日中効果が続く!

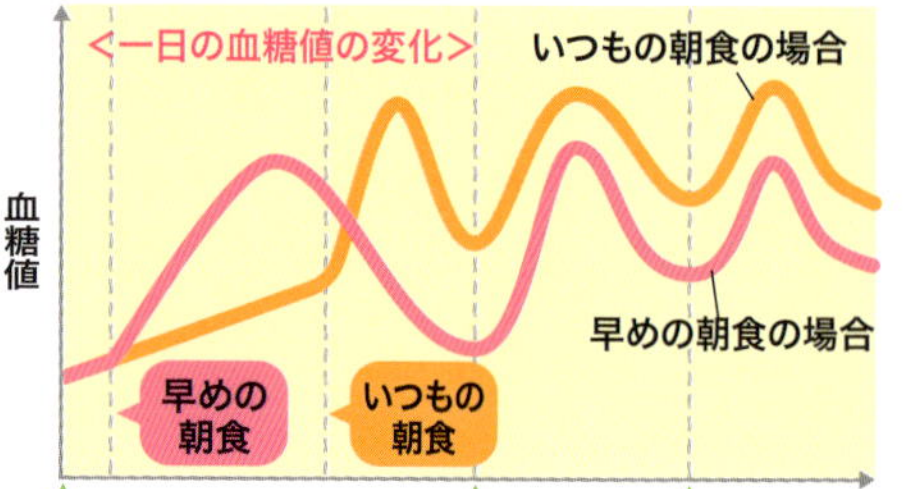

朝食ワザを成功させるには、夕食も早めに！

血糖値を上げないためには、朝、昼、夜と3食を均等にとることが基本です。とくに朝食を抜くと、その分昼食、夕食の量が増え、血糖値が高めになりがちです。

朝食をきちんととるためには、夕食を早めに食べること。翌朝すっきりとお腹がすいて、早めの朝食もおいしく食べられるというものです。

夕食の時間は、日々の血糖コントロールにも大きく影響します。夕食が遅かったり、夜食を食べたりすると、夜遅くに血糖値が上昇することになります。しかし、夜遅くなると眠くなるのと同様に、インスリンを分泌するすい臓の活動も弱まってしまいます。そのため、血糖値が下がらず、就寝中も高血糖状態が続くことになるのです。これでは、血管への負担も増えてしまいます。こんな悪影響を防ぐためにも、夕食も早めに食べるほうがよいのです。

朝食をしっかりと食べるために、手間なしで、しかも低カロリーな朝食作りのヒントをセットメニューでご紹介しましょう。

食事のタイミングで血糖値を下げる3つのワザ

①朝食は起きたら早めに食べる。
②夕食は早い時間にすませる。
③朝食は抜かずにしっかり食べる。

＊朝食をとる時刻には、個人差があるので、具体的に何時がよいとはいえませんが、朝食時間を早める指導を受けて血糖値が改善した例は多くあります。
＊夕食の時間も同様に、時刻までは決められませんが、夕食から朝食まで12時間ほど間をおくのが理想だとされています。

注意！ 主治医から食事の時間について指導を受けている方は、その指導に従ってください。

カンタン！ 手間なし！ 朝食作りのスピードワザ

手間なしのスピード食材を用意

もどすだけで使える乾物や、チンするだけの冷凍野菜、包丁いらずの果物など、手間なしの食材を上手に取り入れれば、朝食作りもラクにスピードアップできます。

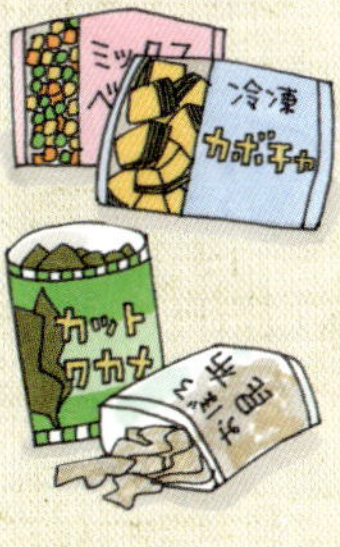

調理器具をフル活用！

ゆで野菜などには電子レンジが早くて手軽。「焼く」「蒸す」「煮る」がひとつでできるフライパンや、タイマーをセットするだけのオーブントースターも活躍させましょう。

起きて20分
で作れる
スピード朝食
①

巣ごもり卵セット

フライパンと電子レンジの
スピードバランスメニュー

3 大根としめじのみそ汁

ゆっくり消化ワザ

汁物は具だくさんにして食物繊維をとる

食物繊維には、消化をゆっくりにして血糖値の上昇を抑える働きがあります。食物繊維が豊富な根菜やきのこを使った具だくさん汁なら、食物繊維をたっぷりととれます。

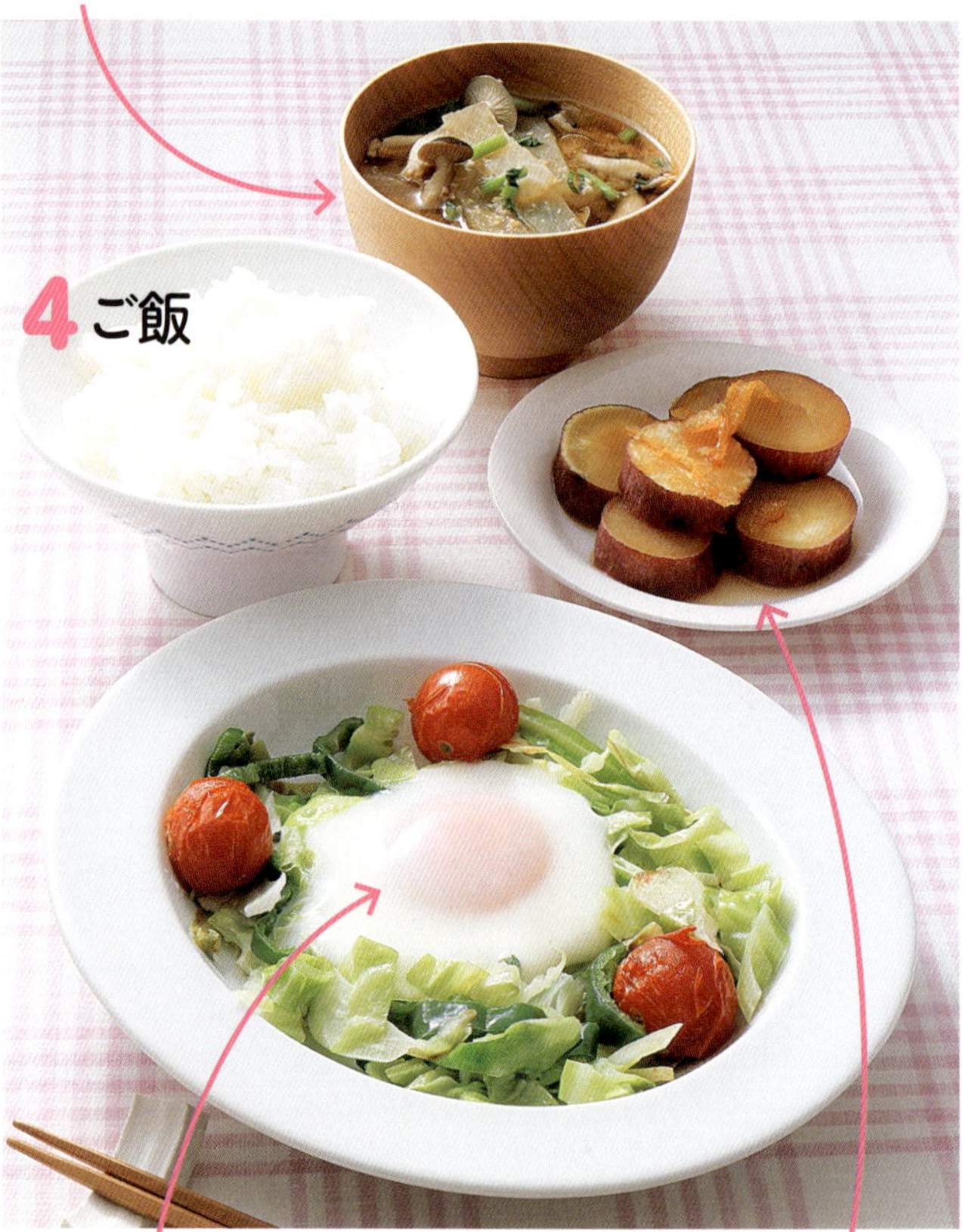

4 ご飯

1 巣ごもり卵

カロリーダウンワザ

蒸し煮して油を控える

野菜の上に卵をのせ、フライパンにふたをして蒸し煮すれば、野菜炒めと目玉焼きより油の量が少なくてすみ、エネルギーを抑えながら、野菜もたっぷり食べられます。

2 さつまいもの ママレード煮

スピードワザ

いも類は電子レンジで スピード煮物に

ゆでると時間がかかるいも類も、電子レンジを使えば火の通りも早く、スピード朝食の戦力になります。

1人分
TOTAL DATA

熱量
504
kcal

塩分
2.3
g

1 巣ごもり卵

1人分DATA 熱量／142kcal 塩分／0.6g

材料［2人分］

卵	2個
キャベツ	100g
ピーマン	20g
ミニトマト	6〜8個
サラダ油	小さじ2
塩	小さじ¼
こしょう	少々

［作り方］

1 キャベツは1cm幅に切り、ピーマンは種を取って7〜8mm幅の細切りにする。ミニトマトはへたを取る。

2 フライパンにサラダ油を熱し、1のピーマンとキャベツをさっと炒める。

3 2の野菜がしんなりしたら、ミニトマトを入れ、中心にくぼみを作って卵を割り入れ、ふたをして蒸し煮する。

4 卵に火が通ったら、塩、こしょうをふり、器に盛る。

スピードアップポイント

フライパンひとつで手早くバランスメニュー

フライパンに材料を全て入れ、一度に加熱してしまえば手間いらず。たっぷりの野菜に少量の肉や卵をプラスして、栄養バランスよく仕上げるのがコツです。

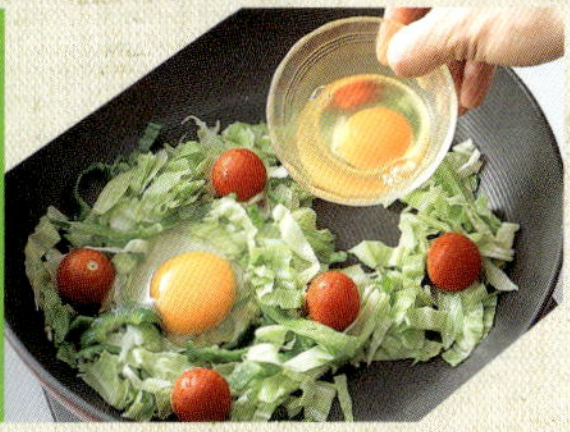

2 さつまいものママレード煮

1人分DATA 熱量／103kcal 塩分／0.2g

材料［2人分］

さつまいも	120g
酒	小さじ2
ママレード（低糖）	大さじ1
しょうゆ	小さじ½

［作り方］

1 さつまいもは7〜8mm厚さの輪切りにし、水にさらす。

2 1の水けをふいて耐熱容器に入れ、酒とママレードをからめ、ラップをかけて電子レンジで2〜3分加熱する。

3 2を取り出して上下を返し、1〜2分電子レンジで加熱し、しょうゆをからめてあら熱が取れるまでおき、器に盛る。

3 大根としめじのみそ汁

1人分DATA 熱量／41kcal 塩分／1.5g

材料［2人分］

大根	100g
しめじ	80g
大根の葉	少々
だし汁	1½カップ
みそ	大さじ1⅓

［作り方］

1 大根は薄めの短冊切りにし、しめじは石づきを取って小房に分ける。大根の葉は細かく刻む。

2 鍋にだし汁を入れ、1の大根としめじを加え、弱火で煮る。

3 2の具に火が通ったら、みそと1の大根の葉を加え、ひと煮して器に盛る。

4 ご飯（1人分） 130g

1人分DATA 熱量／218kcal 塩分／0g

起きて20分で作れるスピード朝食②

焼き厚揚げとスピードすまし汁のセット

手間なし&低カロリーなお助け素材をフル活用！

1人分 TOTAL DATA

熱量 409 kcal

塩分 2.1 g

3 おぼろ昆布のすまし汁

スピードワザ

おぼろ昆布ならお湯を注ぐだけでOK

おぼろ昆布とちぎった梅干しにしょうゆと熱湯を注ぐだけ！包丁いらずであっという間に作れます。

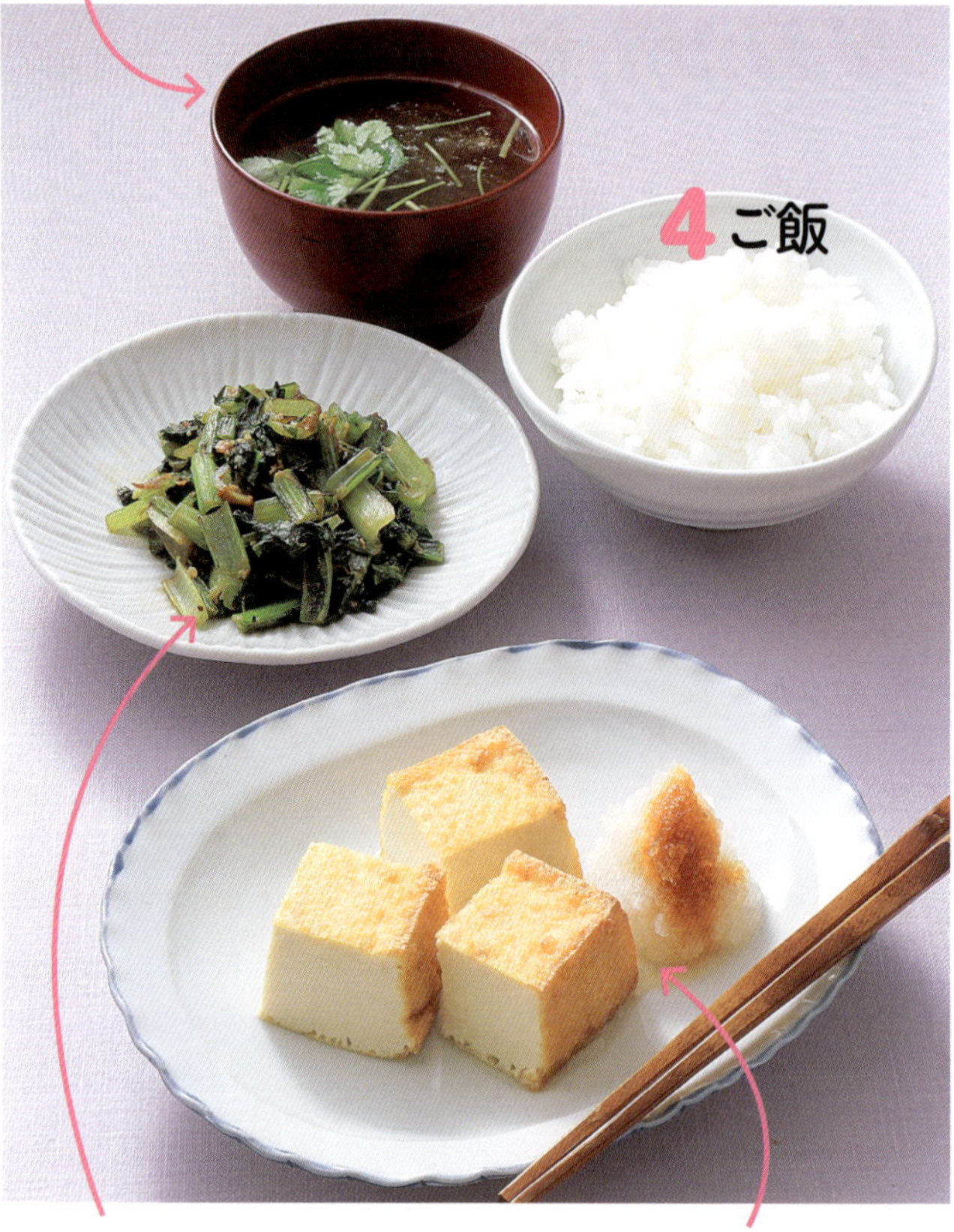

2 小松菜のおかかみそ炒め煮

スピードワザ

積極的にとりたい青菜は水を加えて炒め煮に

カロテンやミネラルの補給のためにしっかりとりたい青菜は、手早く作れる炒め煮にして朝食に。ゆでる湯を沸かす時間を節約できます。

1 焼き厚揚げのおろし添え

カロリーダウンワザ

超低カロリーの大根おろしを有効活用

大根おろしは100 g で18kcalという超低カロリー素材。カロリーを気にせずに使えるうえ、ビタミンCも補給できます。

1 焼き厚揚げのおろし添え

1人分DATA 熱量／127kcal 塩分／0.3g

材料［2人分］

厚揚げ……………………160g
大根おろし…………大さじ4
しょうゆ………………小さじ1

［作り方］

1 厚揚げはペーパータオルをあてて、表面の油分と水分を吸い取る。
2 オーブントースターか焼き網などで1をカリッと焼き、食べやすく切る。
3 2を器に盛り、水けをきった大根おろしを添え、しょうゆをかける。

スピードアップポイント

厚揚げならこんがり焼くだけでOK

大豆のタンパク質やミネラルがたっぷりの厚揚げは、焼くだけでおいしい一品になるラクラク素材。油分が気になるようなら、調理前にペーパータオルなどで表面を押さえて除いておくとよいでしょう。

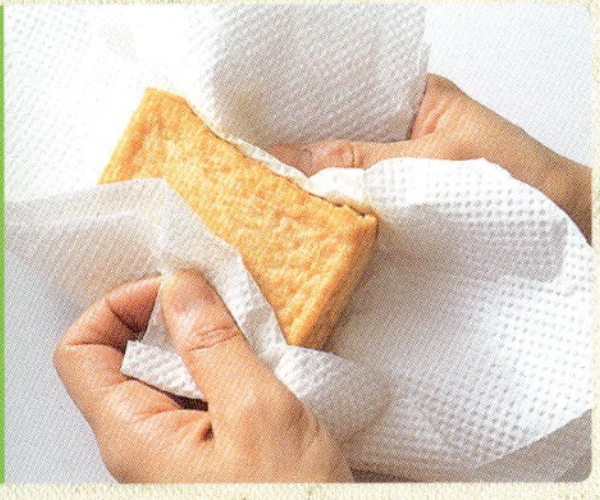

2 小松菜のおかかみそ炒め煮

1人分DATA 熱量／55kcal 塩分／0.7g

材料［2人分］

小松菜……………………150g
サラダ油……………大さじ½
酒・みそ……………各小さじ2
削り節……………………………2g

［作り方］

1 小松菜は2㎝長さに切り、フライパンにサラダ油を熱し、さっと炒める。
2 1に水大さじ2を加え、強火で炒め煮して火を通す。
3 みそを酒で溶いて加え、ひと混ぜして火を止め、削り節を加えて混ぜ、器に盛る。

3 おぼろ昆布のすまし汁

1人分DATA 熱量／9kcal 塩分／1.1g

材料［2人分］

おぼろ昆布
…………………大さじ4（10g）
梅干し…………………………⅔個
しょうゆ…………………小さじ1
三つ葉…………………………少々
熱湯……………………1½カップ

［作り方］

1 おわんにおぼろ昆布、ちぎった梅干しの果肉、しょうゆ、三つ葉を入れ、熱湯を注ぐ。

4 ご飯（1人分） 130g

1人分DATA 熱量／218kcal 塩分／0g

起きて20分で作れるスピード朝食③

雑穀ご飯とじゃこの炒り卵セット

素材の選び方、切り方の工夫でこんなにラクに！

3 根菜のみそ汁

スピードワザ

下ごしらえいらずのもやしも強い味方

もやしは皮をむいたり、切る手間がないうえ、火の通りも早いので、スピード朝食におすすめ。カロリーも低いので、もっと活用したい素材のひとつです。

4 雑穀ご飯

ゆっくり消化ワザ

雑穀の食物繊維でゆっくり消化

食物繊維豊富な雑穀入りのご飯は、白飯よりも消化が遅く、血糖値の上昇をゆるやかにする効果があります。

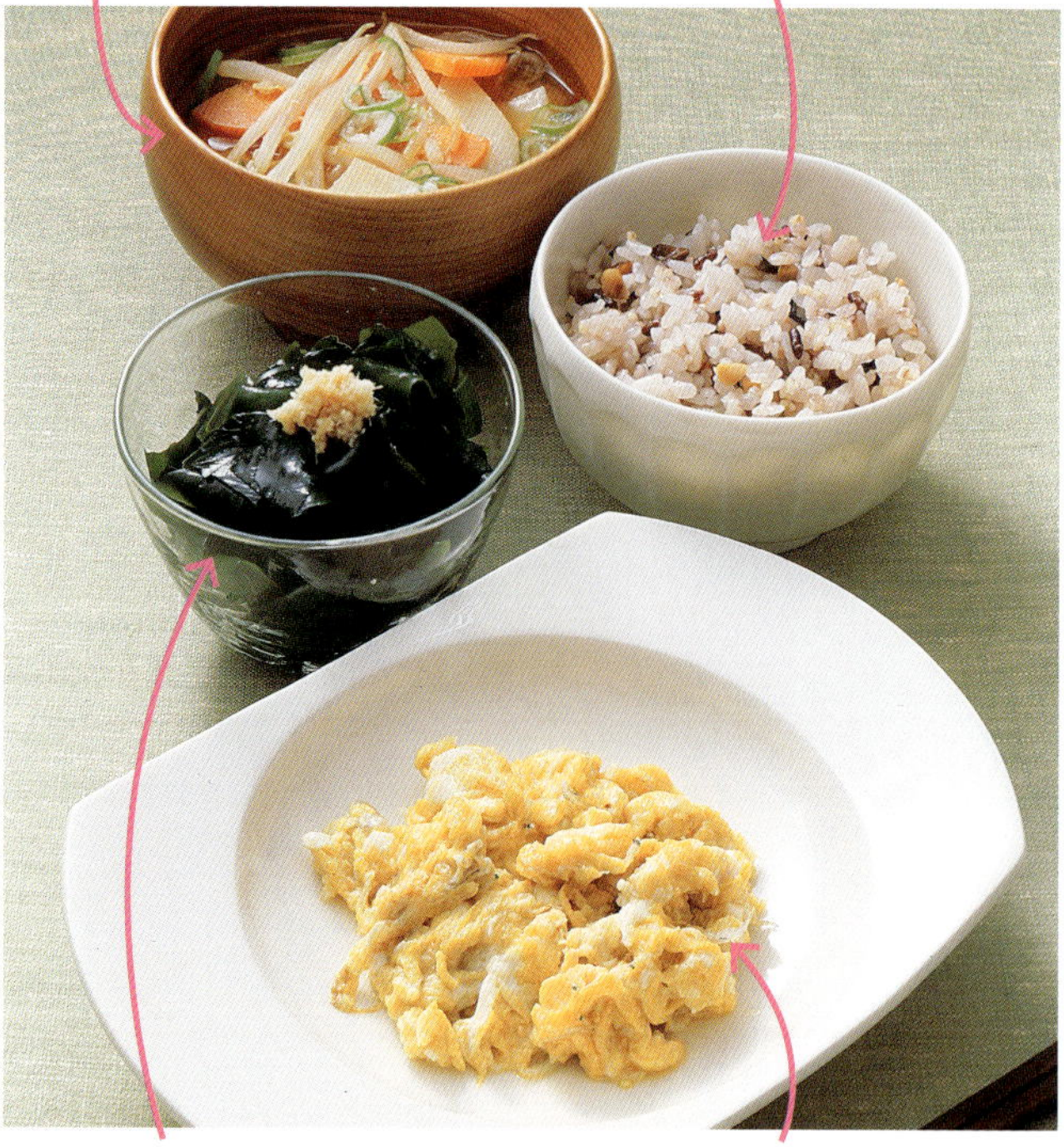

2 わかめのしょうがポン酢

スピードワザ

カット済みわかめで手早く1品

水でもどすだけですぐに使えるカット済みわかめは、保存もきくので常備しておくと便利。汁物にも活躍します。

1 じゃことねぎの炒り卵

カロリーダウンワザ

炒り卵には低カロリー素材プラスでボリュームアップ

手早く作れる炒り卵。具入りにしてボリュームを出せば満足感も栄養価もアップします。低カロリーな野菜、きのこ、海藻のほか、じゃこなどでアレンジを。

1人分 TOTAL DATA

熱量 422 kcal

塩分 2.7 g

1 じゃことねぎの炒り卵

1人分DATA 熱量／120kcal 塩分／0.5g

材料［2人分］

A
- 溶き卵……………2個分
- ちりめんじゃこ…大さじ1
- 長ねぎ（みじん切り）……………大さじ2
- みりん……………小さじ1
- しょうゆ………小さじ½

サラダ油……………小さじ1

［作り方］

1 Aの材料を混ぜ合わせる。

2 フライパンにサラダ油を熱し、1を入れて大きく混ぜ、半熟になったら火を止め、器に盛る。

2 わかめのしょうがポン酢

1人分DATA 熱量／10kcal 塩分／0.7g

材料［2人分］

カットわかめ（もどしたもの）……………100g

おろししょうが……………少々

ポン酢（市販品）…大さじ1

［作り方］

1 わかめは水けを絞る。

2 1を器に盛り、おろししょうがをのせ、ポン酢をかける。

3 根菜のみそ汁

1人分DATA 熱量／77kcal 塩分／1.5g

材料［2人分］

にんじん………¼本（50g）

じゃがいも……………100g

だし汁……………1½カップ

もやし……………70g

長ねぎの青い部分（小口切り）……………少々

みそ……………大さじ1⅓

［作り方］

1 にんじんは薄めのいちょう切りに、じゃがいもも小さめの薄切りにする。

2 鍋にだし汁と1を入れて火にかけ、柔らかくなったら、もやしを加えてひと煮する。

3 2に長ねぎを加えてみそを溶き入れ、器に盛る。

スピードアップポイント

根菜は薄めに切って火の通りを早くする

加熱に時間のかかる根菜類は、忙しい朝にはつい敬遠しがち。でも、薄く切れば、火の通りが早くなって、調理時間をぐんと短縮できます。

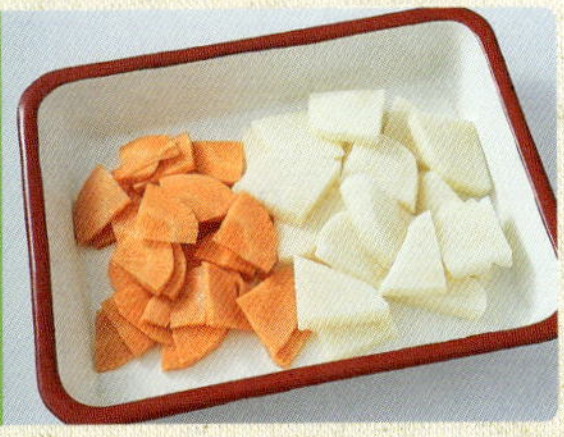

4 雑穀ご飯 雑穀を加えて炊いたご飯（1人分） 130g

1人分DATA 熱量／215kcal 塩分／0g

起きて20分で作れるスピード朝食④

かぶ入りミルクがゆセット

火の通りの早い素材を活用!
下ごしらえの工夫にも注目

2 かぼちゃサラダ

スピードワザ

マヨネーズはヨーグルトを加えてカロリーダウン

マヨネーズは、大さじ１杯で100kcal弱と高カロリーですが、量を減らしてヨーグルトでのばすと、クリーミーなおいしさはそのままにカロリーを抑えられます。

3 いちご

ゆっくり消化ワザ

手間なしの果物で食物繊維補給

血糖値の上昇を抑える食物繊維は、果物で補給するのもよい方法。適量をとれば、栄養バランスアップにも役立ちます。

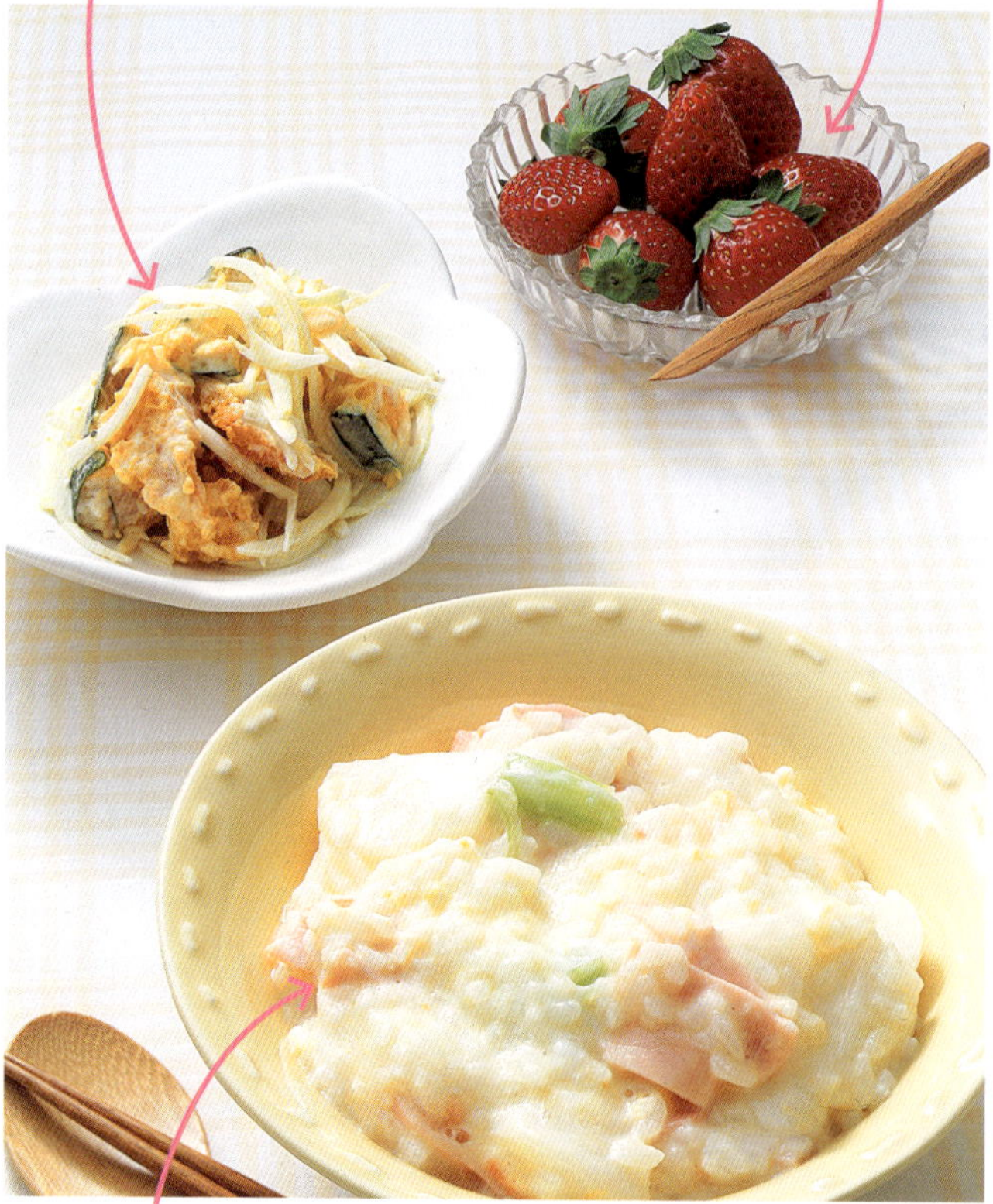

1 かぶ入りミルクがゆ卵入り

カロリーダウンワザ

おかゆに野菜をプラス

野菜を加えれば、カロリーを抑えながらボリュームを出せます。火の通りの早いかぶや葉野菜がおすすめ。

スピードワザ

加える牛乳は温めておく

牛乳は電子レンジで温めてからおかゆに加えると、鍋の中の温度が下がらず、仕上がりが早くなります。

1人分
TOTAL DATA

熱量
467
kcal

塩分
1.9
g

1 かぶ入りミルクがゆ卵入り

1人分DATA 熱量／313kcal　塩分／1.2g

材料［2人分］

ご飯……200g
かぶ……大2個（200g）
ボンレスハム……50g
牛乳……150ml
湯……1½カップ
卵……1個
塩……小さじ¼弱
こしょう……少々

［作り方］

1 かぶは茎少々を残して皮をむき、半分に切ってから7～8㎜厚さに切る。ハムは小さく切る。
2 鍋にご飯と湯を入れて煮立て、2～3分煮たら1のかぶを加える。
3 水分がほとんどなくなるまで煮たら、牛乳を電子レンジで2分加熱して加える。
4 3に1のハムを加え、再び煮立ったら溶いた卵を回し入れて火を止め、器に盛る。好みで塩、こしょうをふっていただく（塩は食べる直前にふったほうが強く感じるので少量ですむ）。

2 かぼちゃサラダ

1人分DATA 熱量／120kcal　塩分／0.7g

材料［2人分］

かぼちゃ（冷凍）……150g
玉ねぎ……¼個（50g）
A
- マヨネーズ……大さじ1
- プレーンヨーグルト……大さじ1½
- 塩・こしょう……少々

［作り方］

1 かぼちゃは凍ったまま耐熱容器に入れ、ラップをふんわりかけて電子レンジで3～4分、竹串がすっと入るまで加熱する。
2 1をフォークの背で粗くほぐし、あら熱を取る。。
3 玉ねぎは薄切りにし、冷水につけてパリッとさせ、水けをふき取る。
4 Aを混ぜ合わせ、2のかぼちゃと3の玉ねぎを和え、器に盛る。

スピードアップポイント

冷凍かぼちゃなら電子レンジでチンするだけ

市販の冷凍かぼちゃを使えば、切る手間もなく、そのまま電子レンジで加熱するだけ。みそ汁の具や煮物には、冷凍のまま調理できます。

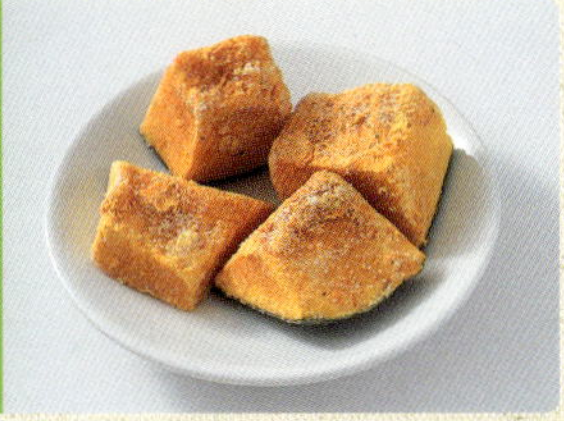

3 いちご（2人分） 12～14個（200g）

1人分DATA 熱量／34kcal　塩分／0g

起きて20分
で作れる
スピード朝食
⑤

雑穀パンのサンドイッチセット

手軽なパン食は、裏ワザでカロリーダウン！

1 フルーツヨーグルト

カロリーダウンワザ

ヨーグルトは果物の甘味で食べる

ヨーグルトは砂糖やはちみつで甘くしてしまうとカロリーオーバーが心配。果物の甘味で食べれば、カロリーを抑えられます。

2 ブロッコリーのホットサラダ

カロリーダウンワザ

辛味や酸味を生かしてドレッシングの油を減らす

ドレッシングの油を控えても、粒マスタードの辛味やレモン汁の酸味を生かせば、もの足りなさを感じることなく、おいしいサラダになります。

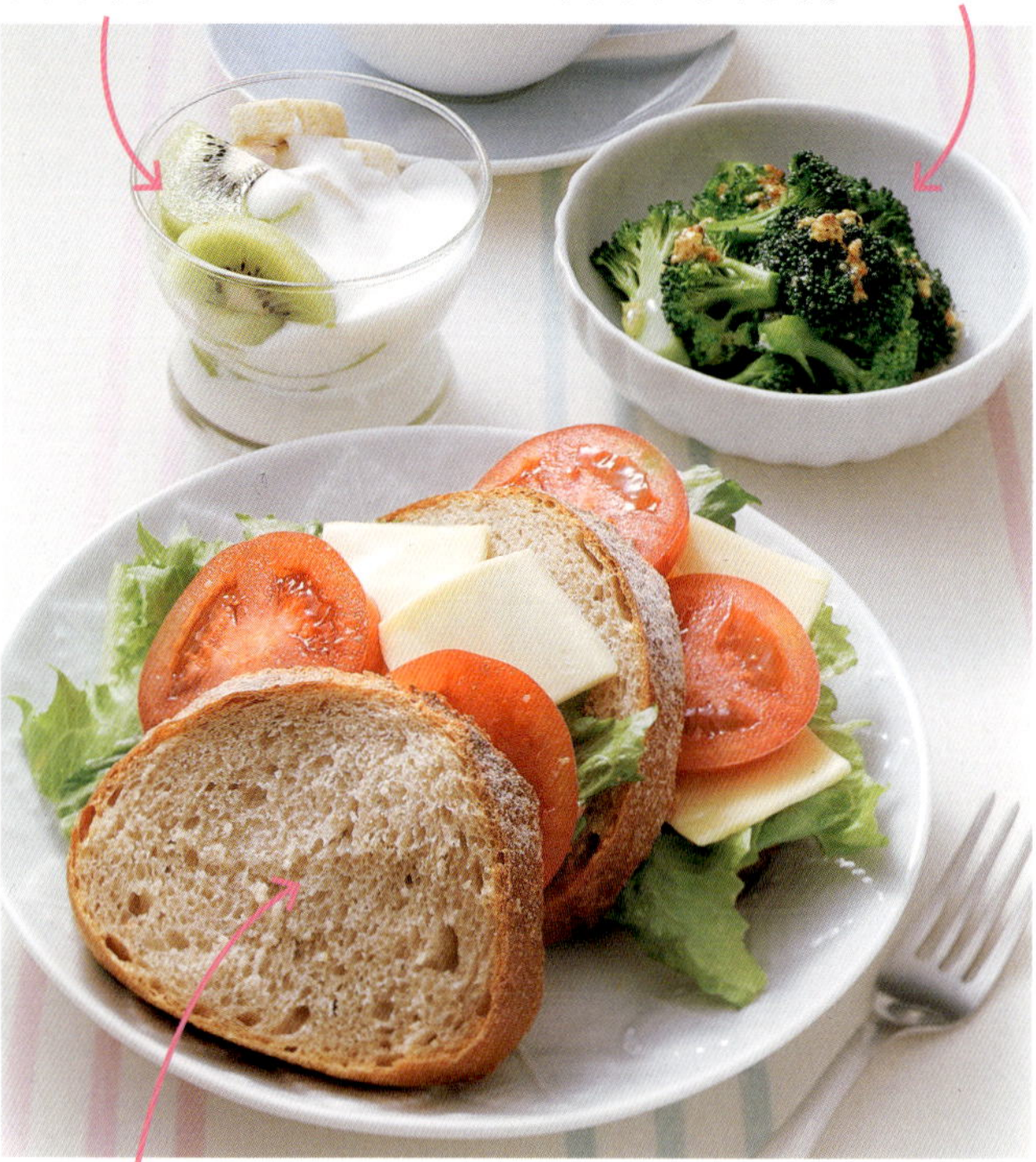

1 雑穀パンのサンドイッチ

カロリーダウンワザ

バターは使わずチーズのうまみを生かす

サンドイッチで失敗しがちなのは、高カロリーなバターやマーガリンの使いすぎです。チーズのコクとうまみを生かせば、そんな心配は不要。不足しがちなカルシウムの補給にも役立ちます。

ゆっくり消化ワザ

消化をゆっくりにする雑穀入りのパンを使う

ライ麦などの雑穀や胚芽入りのパンは、精製された小麦で作った白いパンに比べて消化が遅く、血糖値の上昇がゆるやかになります。

1人分
TOTAL DATA

熱量
522
kcal

塩分
1.3
g

1 雑穀パンのサンドイッチ

1人分DATA 熱量／363kcal 塩分／0.8g

材料［2人分］

- 雑穀入りパン（ライ麦パン、胚芽パンなど）……… 180g
- トマト……… 大½個（100g）
- レタス……… 70g
- チーズ（スライスタイプ）……… 50g
- マヨネーズ……… 小さじ2

［作り方］

1 トマトは輪切りにし、レタスは食べやすい大きさにちぎり、チーズはパンの大きさに合わせて切る。

2 パンは薄切りにし、片面にマヨネーズをぬり、1をはさみ、器に盛る。

2 ブロッコリーのホットサラダ

1人分DATA 熱量／37kcal 塩分／0.5g

材料［2人分］

- ブロッコリー……… 100g
- A
  - 粒マスタード… 小さじ1
  - レモン汁……… 大さじ1
  - オリーブ油…… 小さじ1
  - 塩・こしょう…… 各少々

［作り方］

1 Aの材料をよく混ぜ合わせる。

2 ブロッコリーは皿にのせ、大さじ3杯ほどの水を入れてラップをふんわりかけ、電子レンジで4～5分加熱する。

3 2が熱いうちに器に盛り、1をかける。

スピードアップポイント

ゆで野菜は電子レンジが断然早い！

野菜は電子レンジで加熱すれば、湯を沸かす時間が不要なうえ、短時間で火が通ります。また、うまみや栄養がゆで汁に逃げず、むだなくとれるのも大きなメリット。加熱むらを防ぐためには、耐熱容器に放射線状に並べるのがコツです。

3 フルーツヨーグルト

1人分DATA 熱量／122kcal 塩分／0g

材料［2人分］

- バナナ……… 1本（90g）
- キウイフルーツ……… 1個（80g）
- プレーンヨーグルト… 200g

［作り方］

1 バナナは皮をむいて一口大に切り、キウイは皮をむいて半月切りにする。

2 1を器に入れ、ヨーグルトをかける。

ガッテンコラム 2

糖尿病の遺伝子に勝つ方法

日本人は糖尿病になりやすい？

日本人と糖尿病の関係について、興味深い調査報告があります。アメリカ人の糖尿病の平均発病率が６％であるのに対し、ハワイに在住している日系人の糖尿病発病率は18・９％と大幅に高くなっていました。この結果は、日本人がアメリカ人と同じ欧米型の食生活を送っていると、糖尿病になりやすいことを表しています。

これは、日本人の多くが持つ「節約遺伝子」のしわざだと考えられます。農耕民族である日本人は、飢饉に対応できるように、少ないエネルギーでも活動できるように進化してきました。その過程で手に入れたのが、エネルギーをなるべく使わず、体内に蓄積しようとする「節約遺伝子」なのです。

この「節約遺伝子」は、エネルギー効率はよいのですが、太りやすく、糖尿病になりやすいというマイナス面を持っています。

親や近親者に糖尿病の人がいると、糖尿病の発病率が高いことがわかっていますが、それにはこうした遺伝子が関係していると考えられています。

１日３００kcal減らして糖尿病の遺伝子に勝つ！

しかし、遺伝だからとあきらめることはありません。この遺伝子を持つ人は「必ず糖尿病になる」のではなく、「なりやすい」だけなのです。ですから、生活習慣に気をつければ、発病を防ぐことができます。

節約遺伝子が節約するエネルギーには個人差がありますが、１日に３００kcalほどです。その分を摂取カロリーから減らせば、遺伝子の影響を少なくすることができます。３００kcalの目安はご飯なら茶わん1杯強、豚ロース肉で100g、ショートケーキで1個分ほどですが、３食で少しずつ減らせば、無理がありません。

＊節約遺伝子の検査は一部の病院で行われています。

1日に約300kcalを減らす裏ワザ

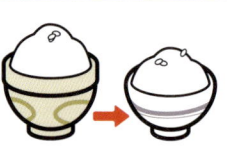

❶ご飯茶わんを小さいものに変えて、朝、昼、晩３食で各100kcal（60g）ずつ減らす。

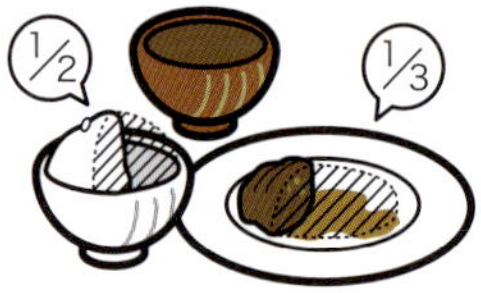

❷お昼の外食でご飯の半分とメインのおかずの３分の１を残す（野菜のつけ合わせなどは食べる）。

第２章

新常識

3

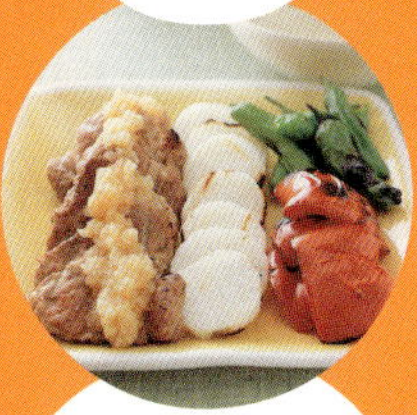

“料理の裏ワザ”で血糖値は下がる！

<レシピの見方>

●計量の単位は、1カップ＝200ml、大さじ1＝15ml、小さじ1＝5mlです。

●電子レンジの加熱時間は、500Wのものを基準にしています。

●エネルギー、塩分のデータは『五訂日本食品標準成分表』をもとに計算しています。

ガッテン注目の食材で作る ゆっくり消化レシピ

ネバネバ、ヌルヌル効果で血糖値の急上昇を抑える

　糖尿病を予防・改善するためには、総摂取カロリーを減らすだけでなく、血糖値が急激に上昇するのを防ぐのも大切なことです。そこで注目したいのが、山いもなどの「ネバネバ食材」や海藻などの「ヌルヌル食材」、雑穀や根菜などの「食物繊維食材」の持つ「ゆっくり消化」効果です。

●ネバネバ食材

　山いもやオクラ、なめこなどのネバネバのもとになる成分は、ムチンなどの多糖類の仲間で、消化されにくいのが大きな特徴です。

　このネバネバ成分が豊富な食材を献立に加えると、ネバネバ成分が一緒に食べたでんぷんなどを覆って消化されにくくするので、糖の吸収がゆっくりになるのです。また独特の粘りで一緒に食べたものも消化管内をゆっくりと移動するようになるため、「ゆっくり消化」効果が高

血糖コントロールに活用したい

「ゆっくり消化」食材

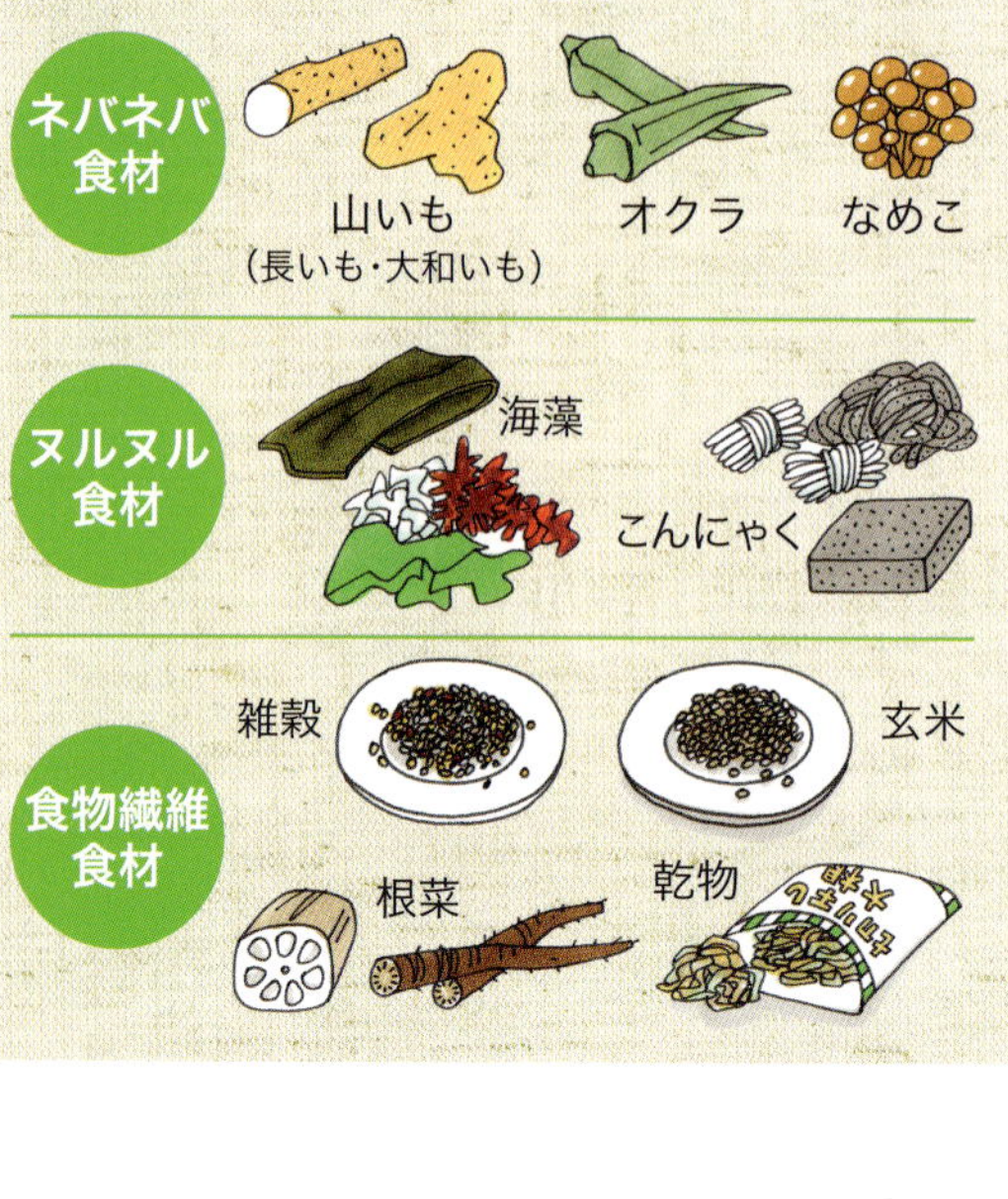
ネバネバ食材
山いも
（長いも・大和いも）
オクラ
なめこ
ヌルヌル食材
海藻
こんにゃく
食物繊維食材
雑穀
玄米
根菜
乾物

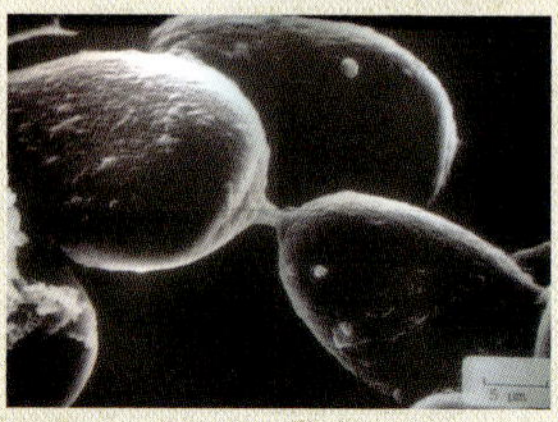

ネバネバ成分が生のでんぷんを覆った状態。この働きででんぷんが消化されにくくなり、血糖値の上昇が抑えられます。

くなります。

●ヌルヌル食材

海藻類やこんにゃくのヌルヌルした食感のもとになる成分も、糖の吸収をゆるやかにする「ゆっくり消化」成分です。このヌルヌルの正体はアルギン酸やグルコマンナンなどの水溶性食物繊維です。これらの成分は胃や腸内で粘性の強い状態になるため、一緒に食べたものも消化管内をゆっくり進み、糖の吸収を遅らせます。

●食物繊維食材

雑穀や玄米、根菜など食物繊維が豊富な食品も、血糖値の上昇をゆるやかにする「ゆっくり消化」の食材。ご飯などのでんぷん質と合わせてとるなどして、上手に献立に取り入れましょう。

長いもをこんがりステーキにして「ゆっくり消化」の一皿に

長いもとサーモンのステーキ わさびドレッシング

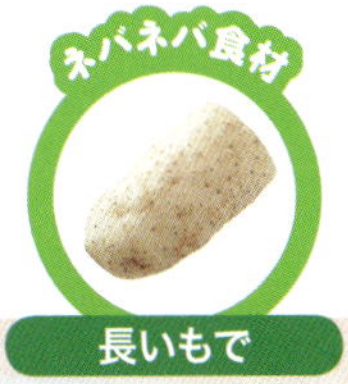

1人分DATA

熱量／276kcal　塩分／1.3g

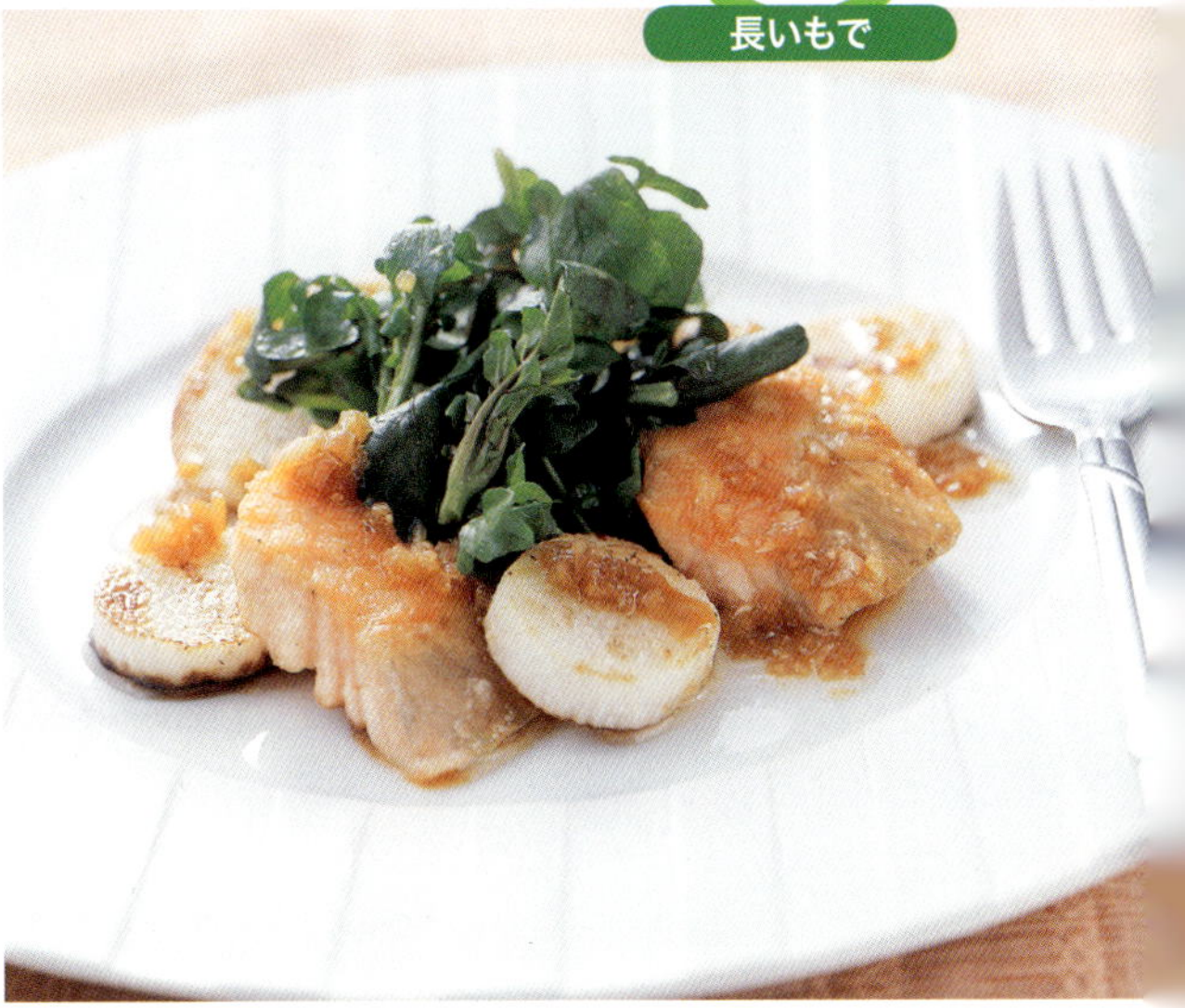

材料［2人分］

長いも		120g
生鮭		150g
クレソン		25g
塩		小さじ¼弱
こしょう		少々
小麦粉		大さじ½
A	玉ねぎ(みじん切り)	10g
A	練りわさび	2g
A	しょうゆ	大さじ½強
A	酢	大さじ⅔
A	サラダ油	大さじ1½
サラダ油		小さじ2

［作り方］

1 長いもは皮をむき、7㎜厚さの輪切りにし、大きければ半月に切る。クレソンは葉先をつまむ。

2 Aを混ぜ合わせてドレッシングを作る。

3 鮭は皮を除き、そぎ切りにして塩、こしょうをふり、小麦粉を薄くまぶす。

4 フライパンにサラダ油を熱し、1 の長いもと3 の鮭の両面をこんがりと焼く。

5 器に4 を盛り、1 のクレソンを2 のドレッシング少々で和えてこんもりとのせ、残りのドレッシングをかける。

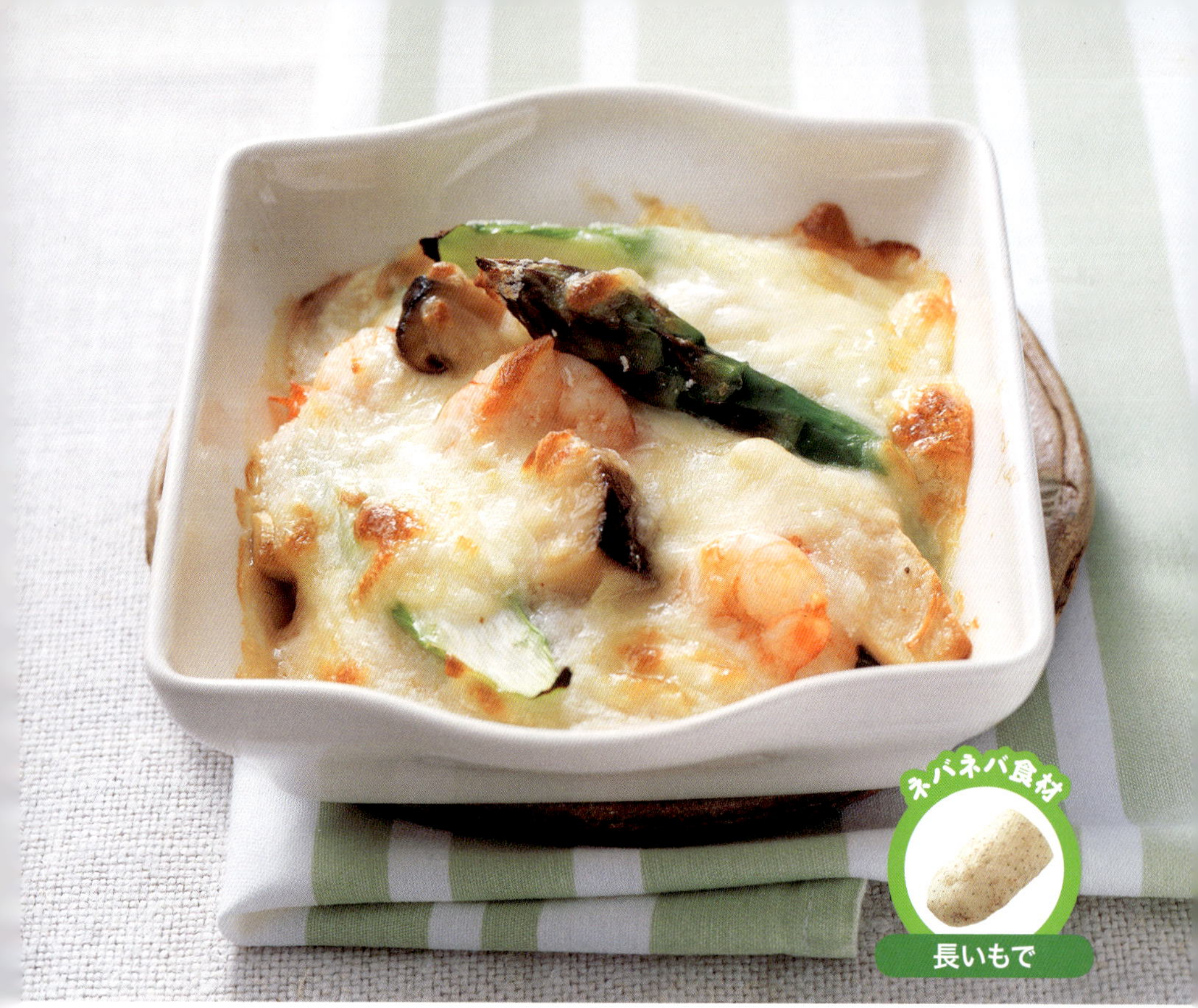

長いものとろみを利用したアイデアグラタンでネバネバ効果！

明太とろろグラタン

1人分DATA　熱量／252kcal　塩分／1.7g

［作り方］

1 長いもは皮をむいてすりおろし、ほぐした明太子を加えて混ぜ合わせる。

2 アスパラは、立てて10秒、寝かせて40秒ゆでてから食べやすく切る。

3 えびは殻をむいて背わたを取り、エリンギは長さを半分に切ってから6等分のくし形に切る。

4 フライパンにサラダ油を熱し、3のえびとエリンギを炒め、塩、こしょうを加える。

5 グラタン皿に4と2のアスパラを盛り、1をかけ、ピザ用チーズをのせて、200℃のオーブンで15分ほど焼く。

材料［2人分］

長いも	200g
明太子	20g
グリーンアスパラガス	4本（60g）
えび（小・殻つき）	80g
エリンギ	100g
サラダ油	小さじ2½
塩	小さじ¼弱
こしょう	少々
ピザ用チーズ	40g

バジルとチーズのワザありソースで
長いもの歯ごたえを楽しむ変わり串焼き

長いもとまぐろの串焼き バジルソース

1人分DATA 熱量／263kcal　塩分／0.7g

[作り方]

1 長いもは3㎝厚さに切って皮をむき、2～4つ割りにする。ミニトマトはへたを取り、半分に切る。

2 まぐろと長いもを交互に串に差し、塩、こしょうをふる。

3 Aを混ぜ合わせてソースを作る。

4 フライパンにサラダ油を熱し、2を入れて両面を焼く。

5 器に4を盛り、3のソースをかけ、1のミニトマトを飾る。

材料［2人分］

長いも……200g
まぐろ（ぶつ切り）……100g
ミニトマト……4個
塩……小さじ¼弱
こしょう……少々
A
- バジル（みじん切り）……5g
- にんにく（みじん切り）……2g
- オリーブ油…大さじ1強
- パルメザンチーズ（粉）……大さじ1⅓

サラダ油……小さじ1

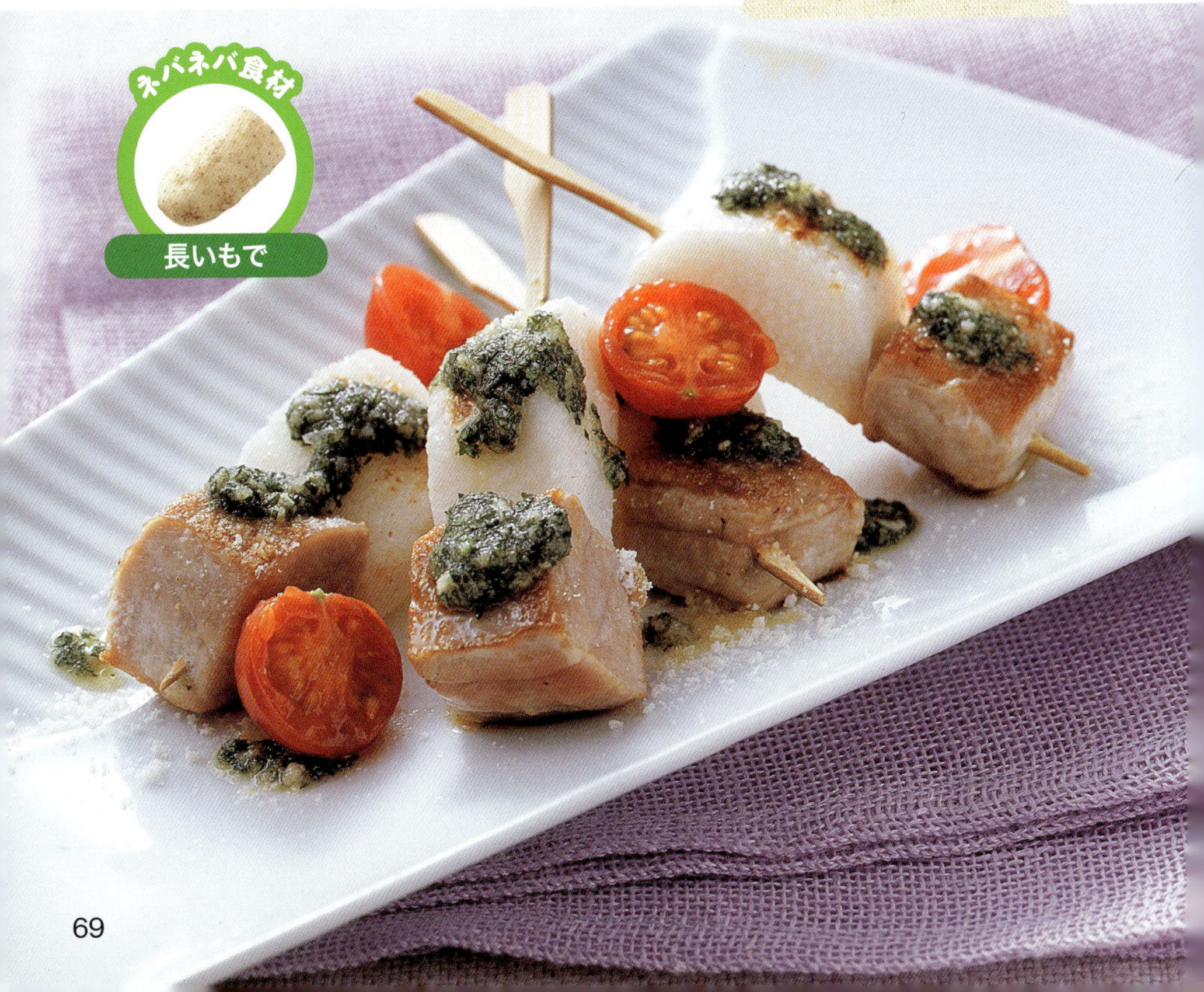

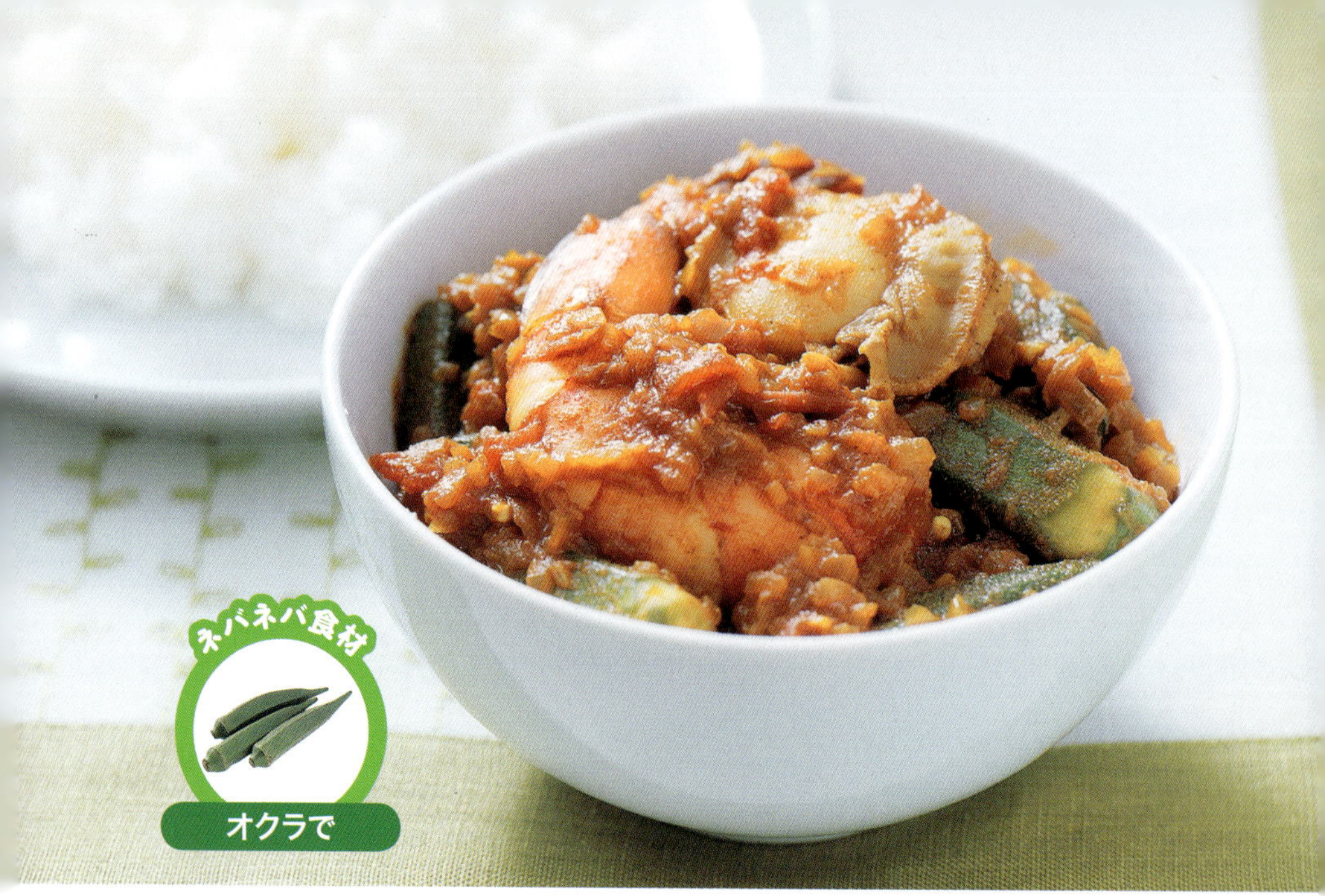

高カロリーなルーを使わず、野菜のとろみでおいしくカロリーダウン

オクラと帆立、えびのカレー

1人分DATA　熱量／479kcal（カレー261kcal、ご飯218kcal）
塩分／2.9g

[作り方]

1 えびは殻をむき、帆立とともに塩、こしょう各少々をふる。

2 にんにくはみじん切りにし、玉ねぎは薄切りにする。

3 フライパンにサラダ油と2のにんにくを入れて弱火にかけ、香りが出たら2の玉ねぎを加え、少し色づくまで炒める。

4 3を片側に寄せ、あいたところにはちみつを入れ、色づいたら炒め合わせる。カレー粉大さじ1を加えて軽く炒める。

5 4を鍋に移してAを加え、煮立ったら弱火にして10～15分煮る。

6 オクラは塩もみしてうぶ毛を取り、水洗いして食べやすい大きさに切り、5に加えて7～8分煮る。

7 6に1と白ワインを加えて4～5分煮て、残りのカレー粉としょうゆ、塩、こしょうで味をととのえ、器に盛り、ご飯を添える。

材料［2人分］

オクラ…… 約20本（100g）
帆立貝柱（ボイル）
…………… 3～4個（100g）
えび（殻つき）………… 120g
にんにく……………………… ½かけ
玉ねぎ………… 1個（150g）
サラダ油……………… 大さじ1
はちみつ……………… 小さじ1
カレー粉…………… 大さじ1½
A
- 湯…………… 1½カップ
- 固形コンソメの素… 1個
- トマト水煮缶…… 200g
- しょうが（すりおろし）
…………… 小1かけ分
白ワイン……………… 大さじ2
しょうゆ……………… 小さじ2
塩・こしょう………… 各適量
ご飯…………………… 130g

ネバネバ食材を組み合わせたソースを
こんがり焼いた豆腐にからめてどうぞ

豆腐ステーキなめこソース

1人分DATA 熱量／188kcal 塩分／1.5g

［作り方］

1 豆腐は4等分に切り、ペーパータオルの上に並べて水きりする。

2 オクラは塩もみしてうぶ毛を取り、水洗いして小口切りにする。

3 小鍋になめこ、水½カップ、みりんを入れてひと煮し、2のオクラと昆布茶を加えて混ぜ、火を止める。

4 フライパンにサラダ油を熱し、1の豆腐の表面の水けをふいてから両面をカリッと焼き、油をよくきって器に盛る。

5 3にAを加えて混ぜ合わせ、4にかけ、万能ねぎを散らす。

材料［2人分］

なめこ……150g
オクラ……約6本（30g）
豆腐（木綿）……250g
みりん……小さじ2
昆布茶（粉末・減塩タイプ）……小さじ1
サラダ油……大さじ1
A［削り節……2g
　バター……小さじ2
　しょうゆ……大さじ1］
万能ねぎ（小口切り）……少々

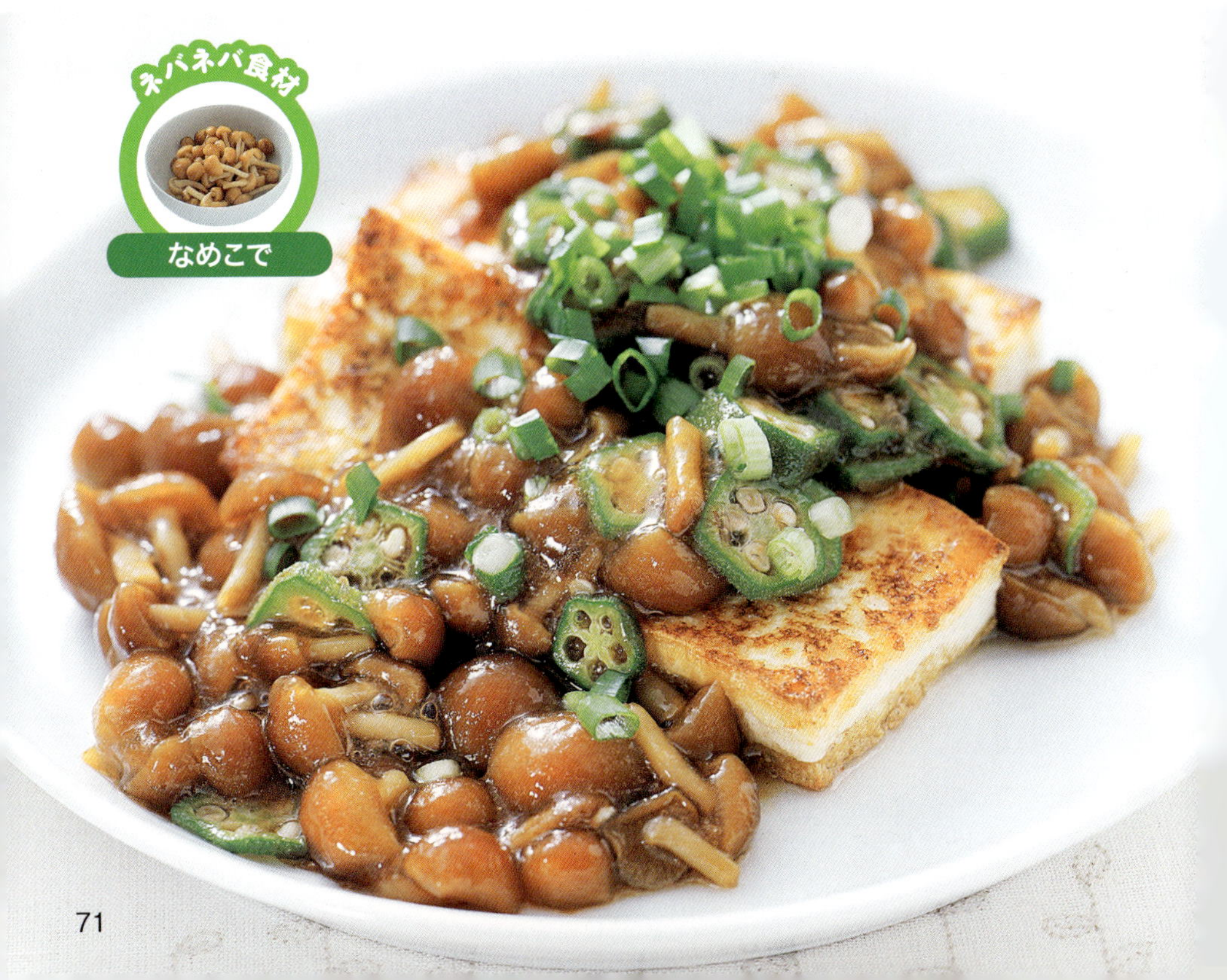

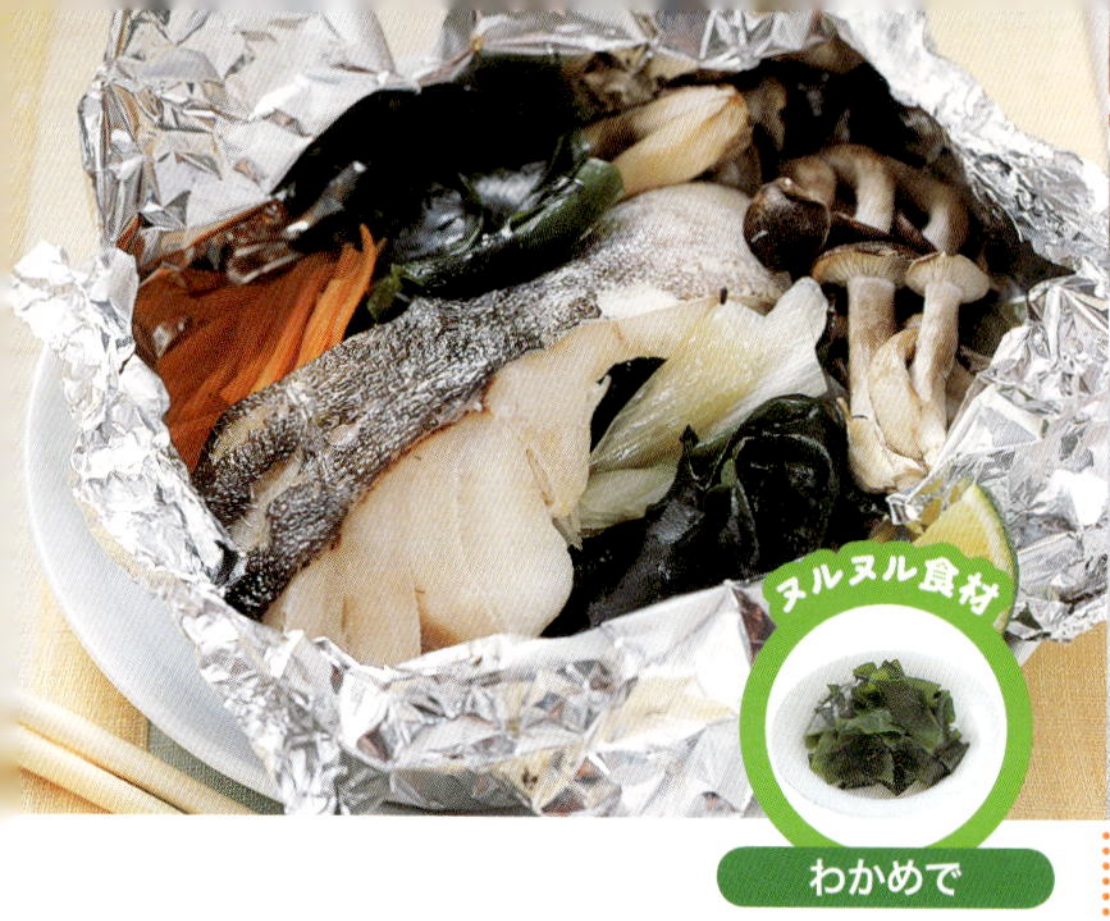

油なし調理のホイル焼きにも
わかめを添えてヌルヌル効果をプラス

わかめと白身魚のホイル焼き

1人分DATA 熱量／129kcal　塩分／1.6g

材料［2人分］

わかめ（もどしたもの）……60g	にんじん……¼本（60g）
白身魚（たらなど）……2切れ（100～120g）	長ねぎ……½本（60g）
塩……小さじ⅓	しめじ……80g
酒……小さじ2	しょうゆ……少々
	すだち……少々

［作り方］

1 白身魚は塩をすり込み、酒をふりかけておく。

2 にんじん、長ねぎは薄切りにし、しめじは石づきを取ってほぐす。わかめは水けを絞る。

3 アルミ箔に2を並べてしょうゆをふり、1をのせて包み、しっかりと口を閉じる。

4 3をオーブントースターで約15分焼いて火を通し、器に盛ってすだちを添える。

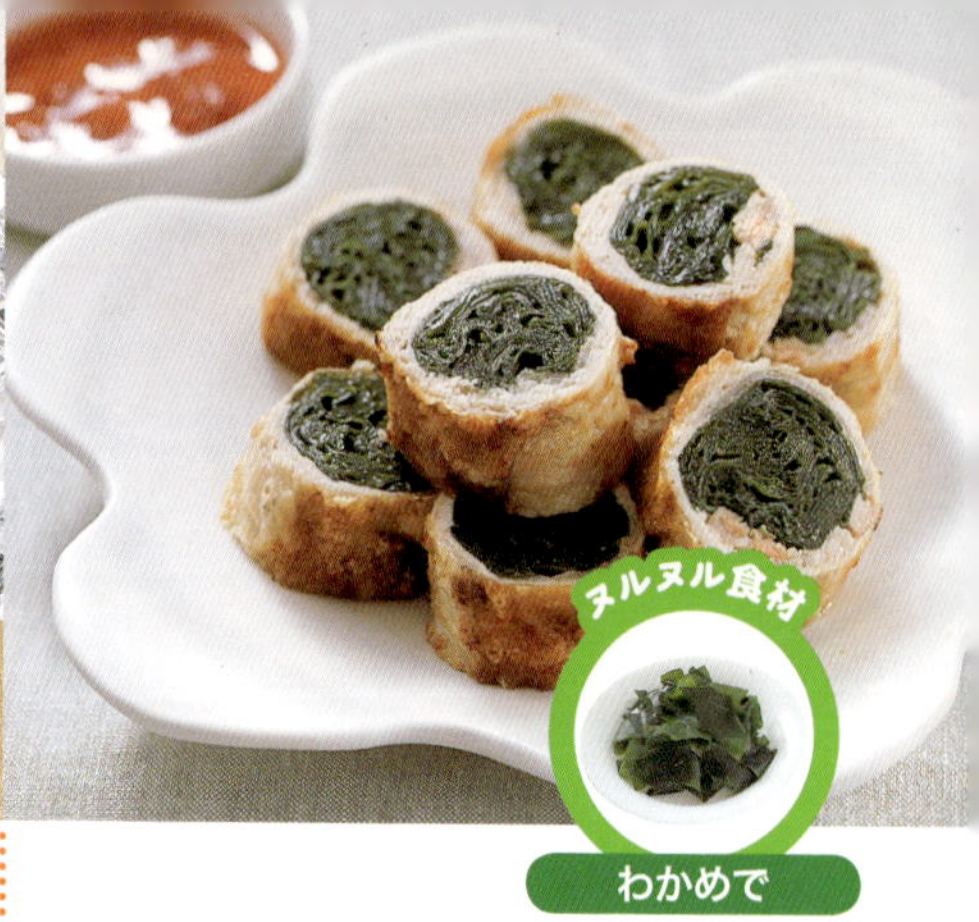

たっぷり巻き込んだわかめに
豚肉のうまみがしみておいしい

豚肉のわかめ巻き梅肉添え

1人分DATA 熱量／212kcal　塩分／0.9g

材料［2人分］

わかめ（もどしたもの）……120g	梅干し……1個
豚ももしゃぶしゃぶ用肉……160g	A はちみつ・みりん……各小さじ½
小麦粉……少々	A しょうゆ……小さじ⅓
サラダ油……大さじ1	A 水……小さじ2

［作り方］

1 豚肉の半量を、端を少し重ねながら四角形になるように並べる。残りの半量も同様に並べる。

2 わかめは水けを絞って2等分し、豚肉の幅に合わせてたたんで1の豚肉にのせ、わかめを芯にして巻く。これを2本作る。

3 2に小麦粉を薄くまぶし、サラダ油を熱したフライパンに巻き終わりを下にして入れ、ころがしながら焼く。

4 3を取り出し、ペーパータオルで押さえて表面の油を取り、一口大に切って器に盛る。

5 梅干しは種を除いて細かくたたき、Aを加えて伸ばし、4に添える。

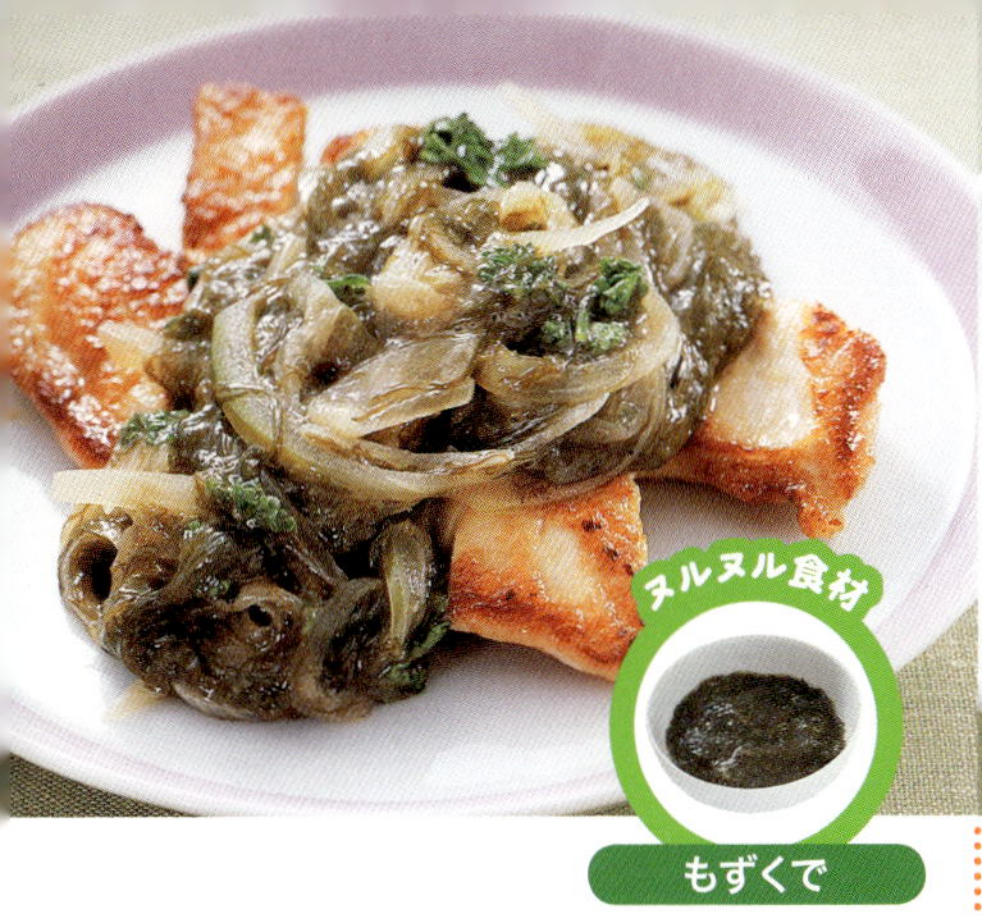

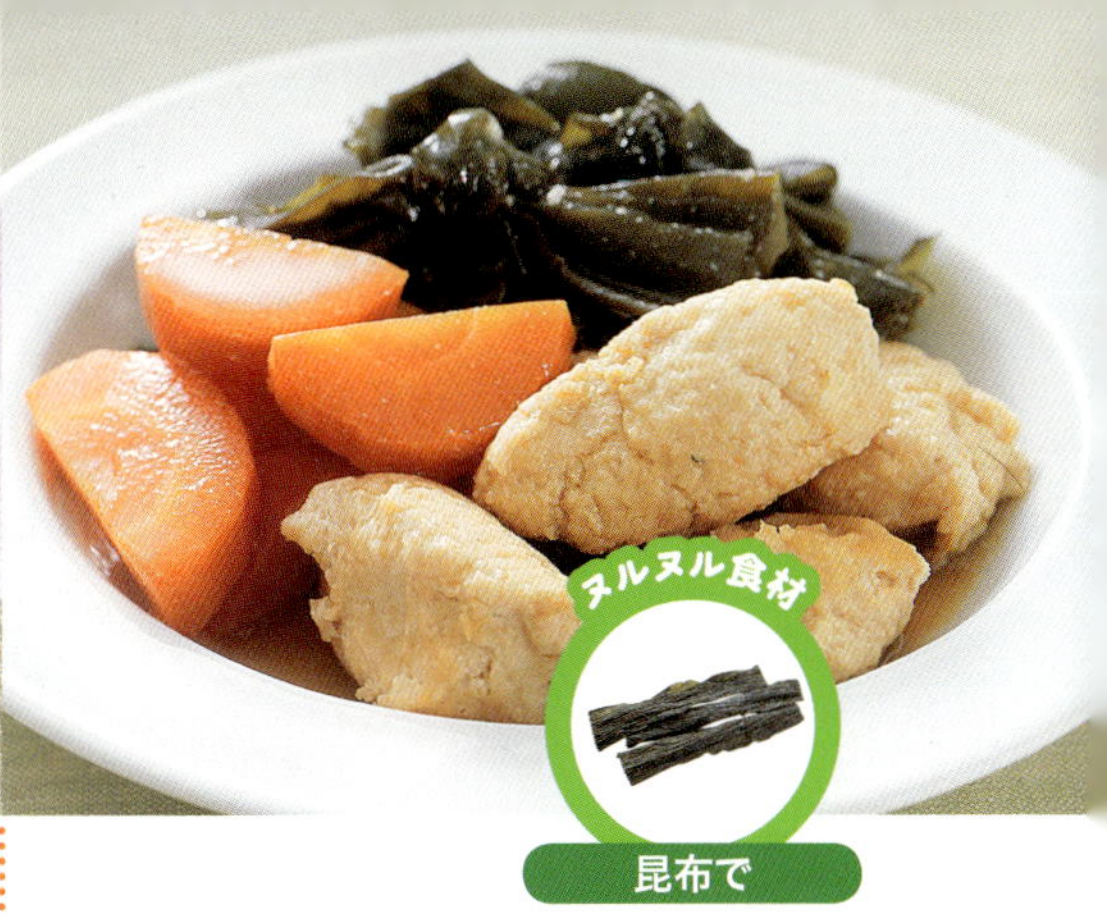

バターのうまみを効かせた
もずくソースがこんがりチキンに合います

ガーリックチキン もずくソース

1人分DATA 熱量／239kcal　塩分／1.0g

材料［2人分］

もずく………… 100g
鶏むね肉（皮なし）
………………… 250g
にんにく（すりおろし）
……………… ½かけ分
しょうゆ…… 小さじ2
玉ねぎ… ½個（70g）
小麦粉・サラダ油
………………… 各適量
バター……… 小さじ2
固形コンソメの素… ¼個
酒…………… 小さじ2

［作り方］

1 鶏肉はにんにくをすり込み、しょうゆをからめて15～20分おく。

2 玉ねぎは繊維を切るように薄切りにし、もずくは調理ばさみなどで食べやすく切る。

3 1の鶏肉の表面の水けをふいて小麦粉を薄くまぶし、サラダ油大さじ1を熱したフライパンで両面をカリッと焼く。

4 小鍋にバターを溶かし、2の玉ねぎをしんなりするまで弱火で炒め、コンソメの素と水50mlを加える。

5 4が煮立ったら、2のもずくと酒を加えてひと煮する。

6 3を食べやすい大きさに切って器に盛り、5をたっぷりとかける。

アルギン酸の血糖値改善効果で注目の昆布。早煮タイプならもっと手軽に使えます

早煮昆布と つくねの煮物

1人分DATA 熱量／184kcal　塩分／1.8g

材料［2人分］

早煮昆布……20g
にんじん
……… ½本（100g）
鶏ささ身ひき肉
………………… 180g
みそ………… 小さじ1
酒…………… 小さじ2
溶き卵……… ½個分
片栗粉…… 小さじ2
みりん……… 大さじ1
しょうゆ…… 小さじ2

［作り方］

1 早煮昆布は水につけ、しんなりしたら細く切って、ゆったりと結び、水につけておく。にんじんは1㎝厚さの半月切りにする。

2 ひき肉に、みそを酒で溶いて加え、粘りが出るまで練り、溶き卵、片栗粉の順に加えてよく混ぜ合わせる。

3 鍋に水2½カップと1の昆布、にんじんを入れて火にかけ、煮立ったら弱火にして柔らかくなるまで15～20分煮る。

4 3に2をスプーンで丸めながら落とし、水分が少なくなっていたら湯を足し、みりんを加えて4～5分煮る。

5 仕上げにしょうゆを加えてひと煮し、器に盛る。

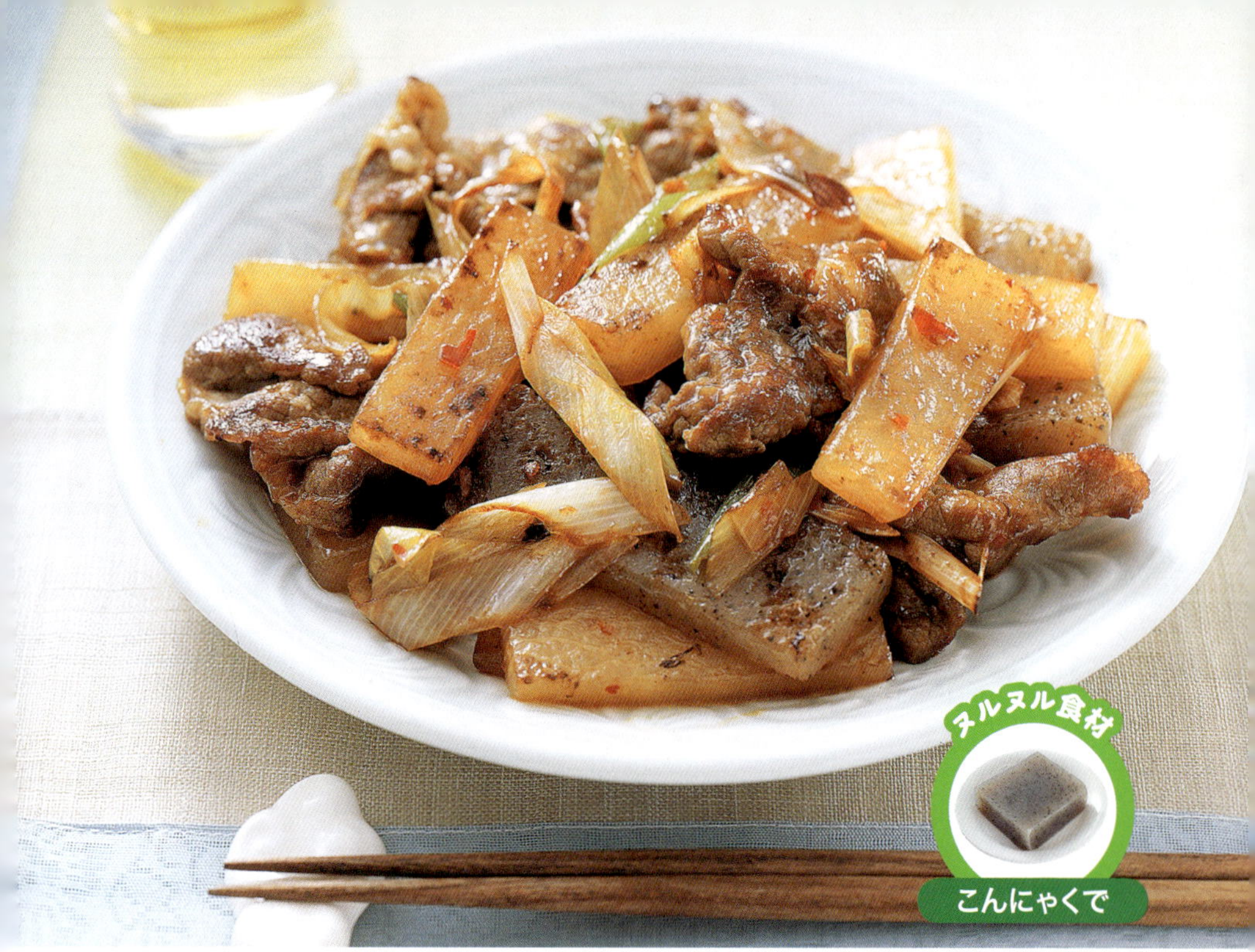

炒め物にこんにゃくを使えば、
カロリーを抑えても大満足のボリューム感

こんにゃくと牛肉のピリ辛みそ炒め

1人分DATA 熱量／**258kcal**　塩分／**1.5g**

［作り方］

1 こんにゃくをまな板でひっぱたき、やわらかくしてから、大根とともに7〜8㎜厚さの短冊切りにし、こんにゃくは水洗いする。牛肉は食べやすく切り、長ねぎは薄切りにする。

2 鍋にたっぷりの水と**1**の大根を入れて火にかけ、煮立ったら**1**のこんにゃくを加えてひとゆでし、湯をきる。

3 **1**の牛肉は酒としょうゆをからめ、片栗粉をまぶして、サラダ油小さじ2を熱したフライパンで両面をさっと焼いて取り出す。

4 **3**のフライパンに残りのサラダ油を足し、**2**の大根とこんにゃく、**1**の長ねぎの順に炒め、豆板醤を加えてよく炒める。

5 **4**にAを合わせて加え、水けがなくなるまで炒めて**3**を戻し入れ、全体を炒め合わせて火を止め、器に盛る。

材料［2人分］

こんにゃく	150g
大根	200g
牛もも薄切り肉	160g
長ねぎ	½本（50g）
酒	小さじ1
しょうゆ	小さじ½
片栗粉	小さじ1
サラダ油	小さじ4
豆板醤	小さじ1
A　オイスターソース	小さじ2½
A　しょうゆ	小さじ½

ヌルヌル効果の高いこんにゃくと
低カロリーなささ身のコンビで効果アップ

糸こんにゃくとささ身のバンバンジー和え

1人分DATA 熱量／187kcal 塩分／1.2g

［作り方］

1 糸こんにゃくは水から2～3分ゆでてアク抜きをし、食べやすい大きさに切って水けをよくきる。

2 ささ身は筋を取って酒と塩をふり、耐熱皿にのせ、ラップをふんわりとかけて電子レンジで約2分30秒加熱する。あら熱が取れたら手で裂く。

3 Aを混ぜ合わせる。

4 1の糸こんにゃくと2のささ身を3で和え、器に盛り、貝割れ菜を飾る。

材料［2人分］

	糸こんにゃく	100g
	鶏ささ身肉	2本（90g）
	酒	大さじ1
	塩	少々
A	白練りごま・酢	各大さじ1½
A	しょうゆ	大さじ⅔
A	砂糖	大さじ½
A	ごま油	小さじ2
A	ラー油	少々
A	水	大さじ1
	貝割れ菜	少々

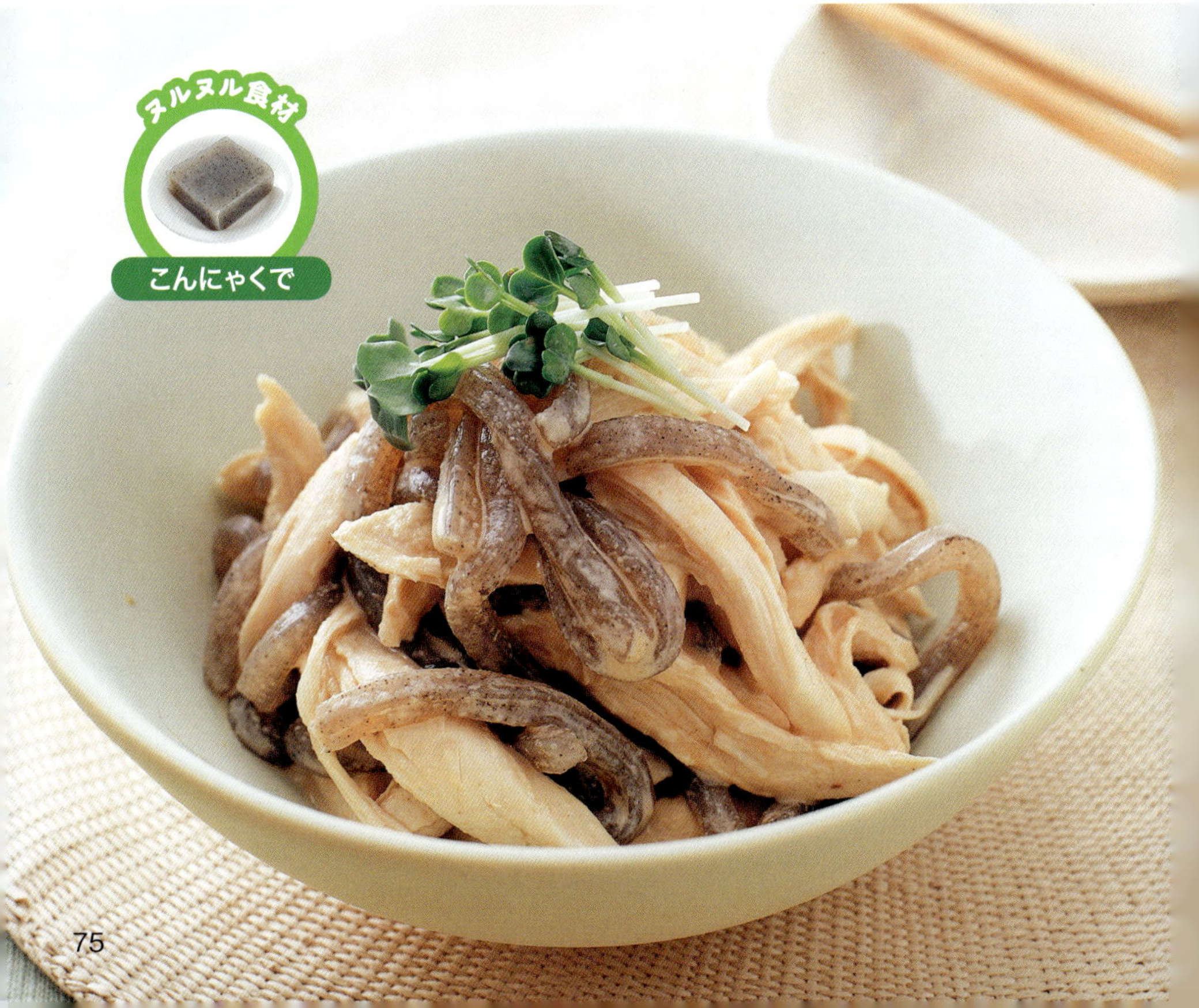

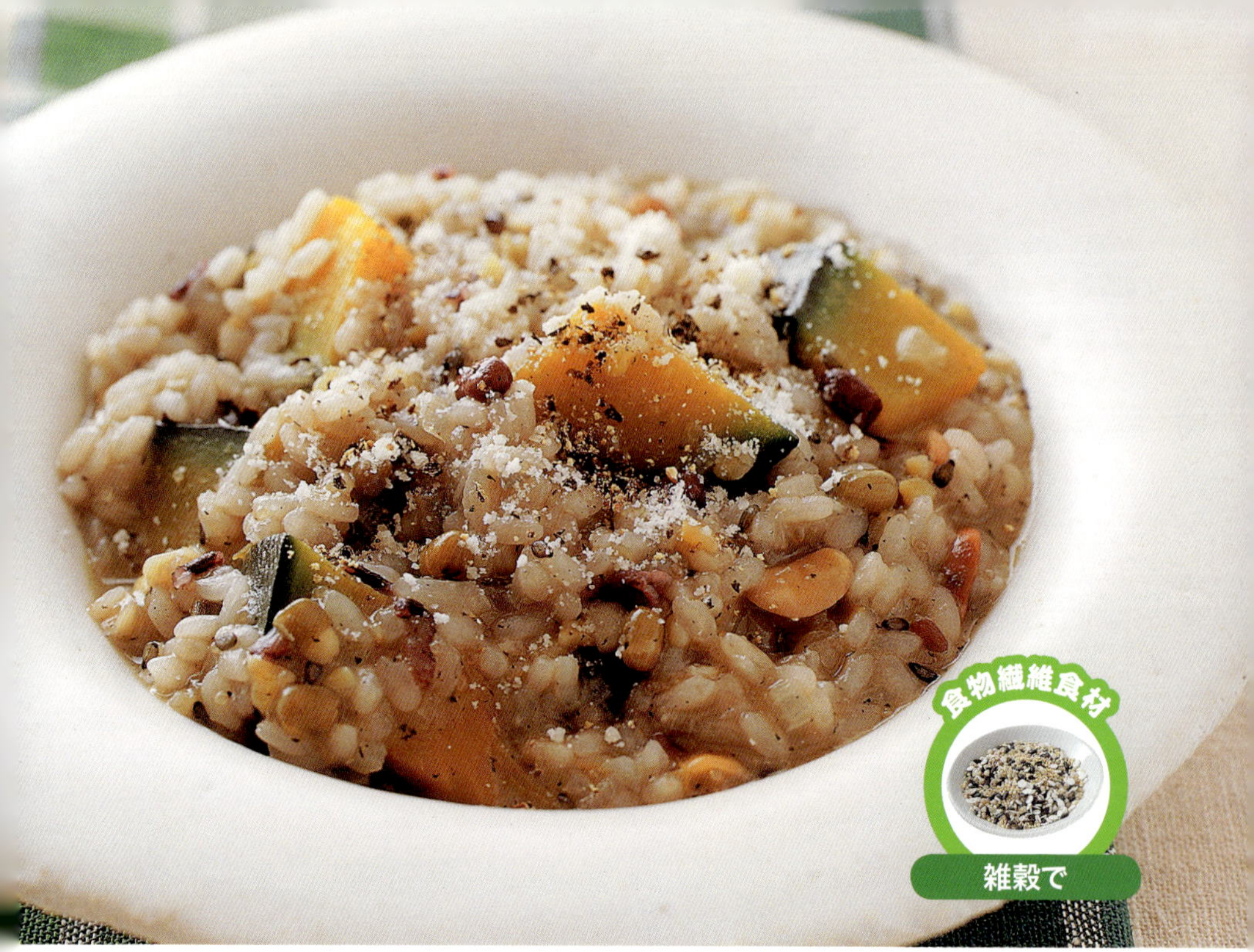

雑穀とかぼちゃで食物繊維をプラス。
米を洗わずに炊くとサラリと仕上がります

雑穀米とかぼちゃのリゾット

1人分DATA 熱量／343kcal　塩分／1.0g

[作り方]

1 かぼちゃは1.5㎝角に切り、玉ねぎとにんにくはみじん切りにする。

2 鍋にオリーブ油を熱し、1の玉ねぎ、にんにくを中火で炒め、しんなりしてきたらAを加えて炒める。

3 玉ねぎが透き通ってきたら、1のかぼちゃを加えてさっと炒め、白ワインをふる。

4 ボウルにBを溶き、3に⅓量加えて混ぜ、ふたをせずに時々木べらで混ぜながら煮る。水分が少なくなってきたら、少しずつBを足してそのつど混ぜる。

5 15分ほど煮たら、パルメザンチーズ大さじ1、塩、こしょうをふり、さっと混ぜて器に盛る。残りのチーズとこしょうをふっていただく。

材料［2人分］

- A
  - 米（洗わない）……½カップ
  - 雑穀（洗わない）……大さじ2
- かぼちゃ……100g
- 玉ねぎ……¼個（50g）
- にんにく……1かけ
- オリーブ油……大さじ1
- 白ワイン……大さじ3
- B
  - 固形コンソメの素……½個
  - 湯……2カップ
- パルメザンチーズ……大さじ2
- 塩・粗びき黒こしょう……各少々

大和いものネバネバと玄米の食物繊維の
ダブル効果で血糖値の上昇をゆるやかに

玄米みそとろろご飯

1人分DATA 熱量／497kcal　塩分／1.2g

材料［4人分］

米……………… 2合（360ml）
発芽玄米（普通の玄米でもよい）…… 1合（180ml）
大和いも（正味）…… 300g
もみのり…………………… 適量
A［だし汁……… ⅔カップ弱
　 みそ……………… 大さじ2

［作り方］

1 米と発芽玄米を合わせ、炊飯器で炊く。

2 大和いもは皮をむき、酢水につけてアクを抜いてから水けをきり、すりおろす。

3 Aを鍋に合わせて火にかけ、煮立ったらあら熱を取り、2に少しずつ加えて混ぜる。

4 3を器に盛ってのりをのせ、1のご飯に添える。

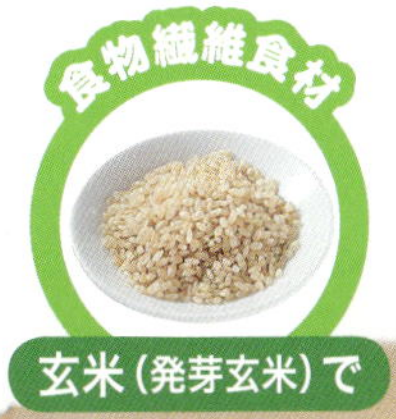

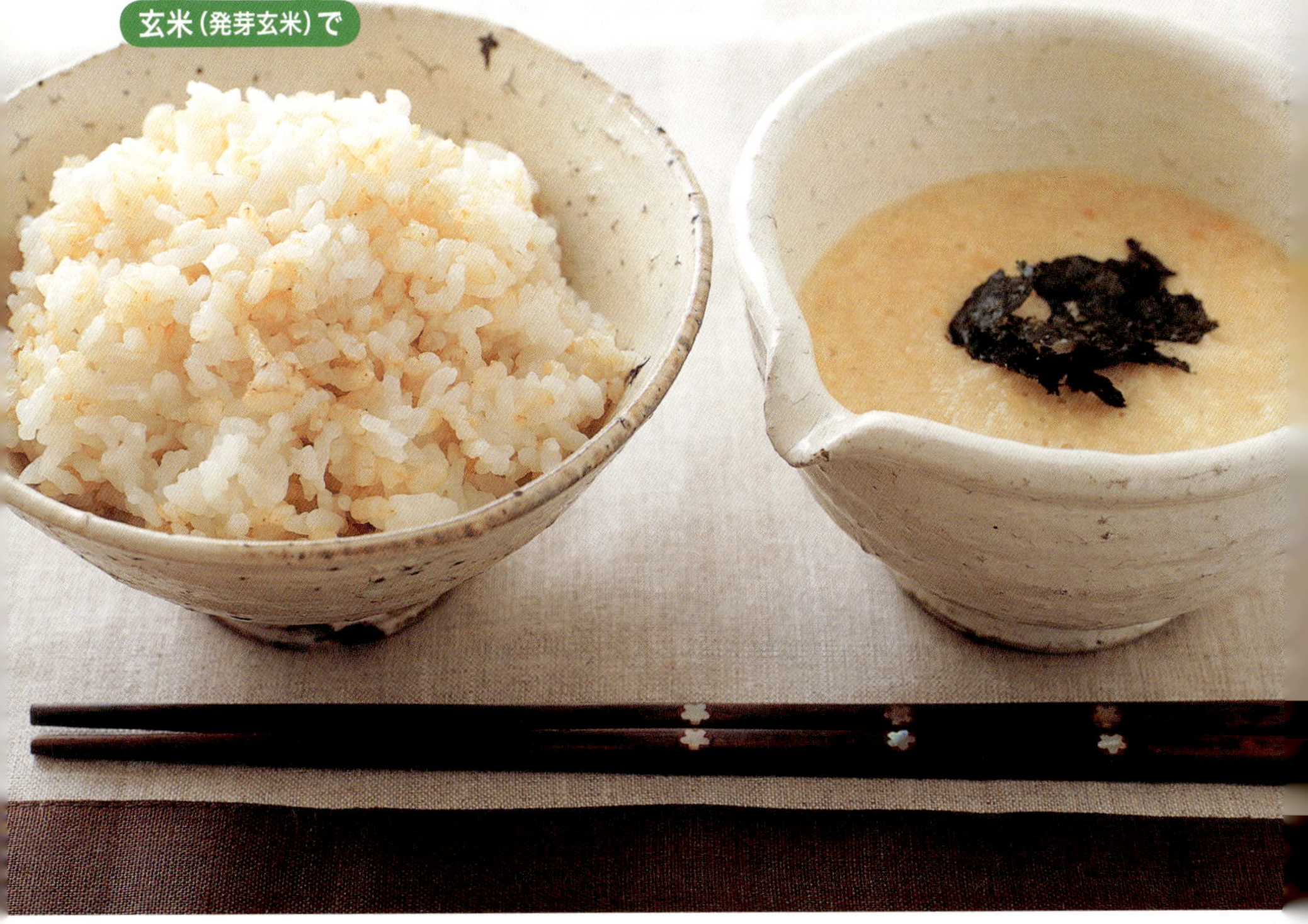

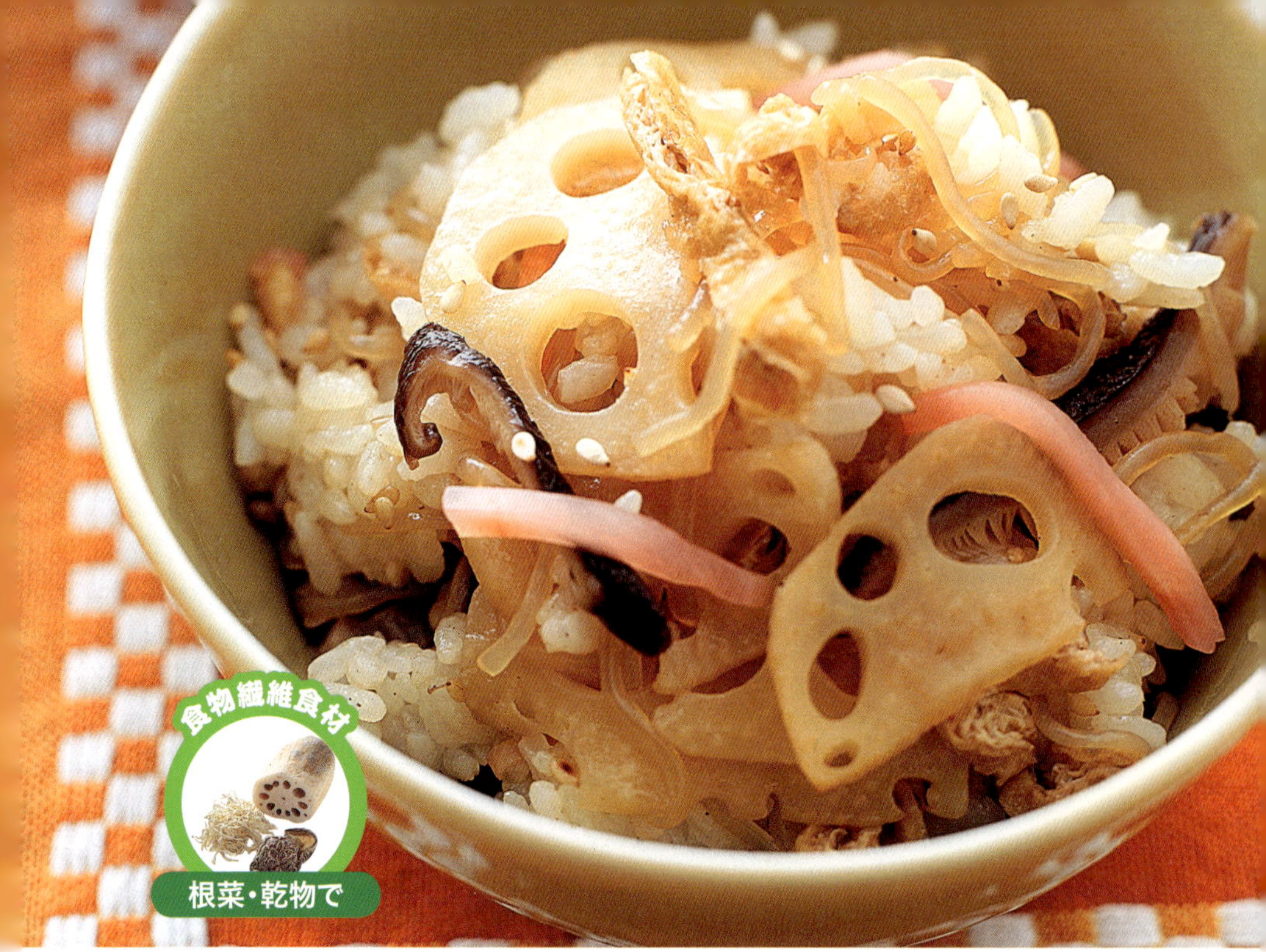

食物繊維たっぷりの混ぜご飯なら
「ゆっくり消化」でボリューム満点

そば飯風混ぜご飯

1人分DATA　熱量／185kcal　塩分／0.5g

［作り方］

1 しらたきは3cm長さに切り、塩でもんで流水で洗い、さっとゆがいてざるに上げる。

2 干ししいたけはもどして薄切りにし、切り干し大根は食べやすく切る。れんこんは皮をむき、半月切りにして酢水につける。油揚げはせん切りにし、熱湯をかけて油抜きをする。

3 フライパンで1のしらたきを炒めて水けをとばし、2の具と酒を加えて煮る。

4 3の水分が半分くらいに煮詰まったら、Aを加え、汁けがなくなるまで煮て火を止め、紅しょうが、ごまを加える。

5 温かいご飯1人分（80g）に、4を40gほど混ぜ、器に盛る。

材料

混ぜご飯のもと（約15杯分）
- れんこん……小1節（100g）
- 干ししいたけ（乾燥）……10枚（30g）
- 切り干し大根（もどしたもの）……75g
- しらたき……約1.5玉（300g）
- 油揚げ……2枚
- 酒……110ml
- A
  - メープルシロップ（なければ砂糖）…大さじ1
  - ウスターソース……大さじ3
  - たまりじょうゆ…小さじ2
  - 減塩しょうゆ……大さじ1½
- 紅しょうが（せん切り）…5g
- 炒り白ごま……10g

ご飯（1人分）……80g

※混ぜご飯のもとは作りやすい分量（約15杯分）になっています。

ガッテンコラム 3 血糖値を上げやすい食品、上げにくい食品

血糖値に影響するのはカロリーだけじゃない

　血糖をコントロールするためには、摂取カロリーを基準に食事制限をするのが基本ですが、同じカロリーでも血糖値を上げやすい食品と上げにくい食品があります。これは、食品に含まれている糖質の構造や、一緒に含まれている成分の違いによって、糖が消化吸収される速さに差があるからだと考えられています。

　番組の実験でも、おにぎり、うどん、スパゲッティを同じ250kcal食べた場合の血糖値の上がり方を調べたところ、おにぎり、うどんの順に上がりやすく、最も上がりにくいのはスパゲッティでした。

　また、白飯、玄米ご飯、麦ご飯を比べた実験では、玄米ご飯と麦ご飯のほうが、白飯よりも血糖値の上昇がゆるやかでした。

血糖値を上げにくいのはどっち？

血糖値を上げやすい（GIが高い）		血糖値を上げにくい（GIが低い）
白パン	VS	ライ麦パン
じゃがいも	VS	さつまいも
そら豆	VS	いんげん豆
すいか	VS	りんご
アプリコット	VS	干しアプリコット

（参考:シドニー大学　J・ブランドミラー助教授著『The Glucose Revolution』）

＊この表はあくまでも2つの食品を比較した場合です。

＊この結果はカナダ人、アメリカ人、オーストラリア人などを対象にしたものであり、日本人にそのまま当てはまるとは限りません。

消化吸収がゆっくりな低GI食が効果的

　こうした血糖値の上昇の度合いを指数化したものがグリセミック・インデックス（以下GI）です。これは、食品を食べた場合の血糖値の上昇度を、基準にする食品（ブドウ糖、パン、ご飯など）と比較して数値化したもので、数値が低いほど血糖値の上昇がゆるやかであることを示します。

　低GI食は、糖尿病の予防や合併症の予防に効果があることが世界でも広く認められていて、糖尿病の食事治療にも実際に利用されています。

　GIの数値は基準にする食品や研究機関によって違います。しかもこれまでは欧米での研究が中心で、対象も欧米人でした。

　ところが最近では、日本でも主食である白飯を基準食として、日本人を対象にした研究が進んでいます。そのなかで、比較的GIの高い白飯も、酢や牛乳、食物繊維と食べ合わせることで、大きくGIが下がることもわかってきています（P66、P80参照）。

牛乳・酢で効果アップのアイデアレシピ

血糖値の上がり方は食品によって差がある

食品には血糖値を上げやすいものと、上げにくいものがあります。これまでもさまざまな形で研究が続けられ、糖尿病の食事治療などに利用されてきました（P79コラム参照）。

血糖値が高い状態が続くほど、血管へのダメージも増し、合併症になるリスクも高まります。ですから、同じカロリーでも、血糖値を上げにくい食べ方ができれば、それだけ合併症を遠ざけることができるわけです。

牛乳と酢が血糖値の急上昇を抑える

最近では食品だけでなく、食品の食べ合わせによっても、血糖値の上がり方に差があることがわかってきました。とくに注目したいのが、牛乳と酢の効果です。ご飯に牛乳や酢を食べ合わせると、同じカロリーのご飯を食べた場合よりも血糖値の上昇がゆるやかになるのです。こ

牛乳・酢の活用アイデア

酢編

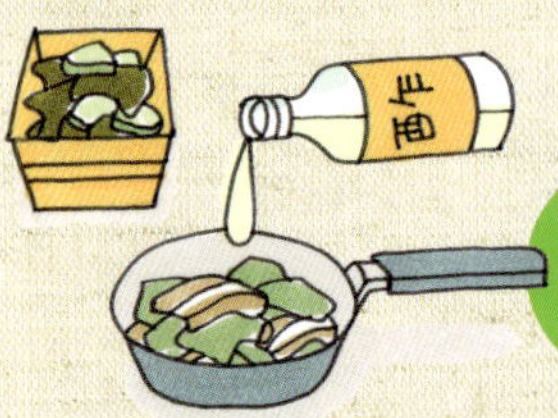

定番の酢の物やすし飯のほか、炒め物や麺類に加えてもさっぱりとおいしく仕上がります。

ピクルスや甘酢漬けなど、保存のきく常備菜を作っておけば、食卓にさっと出すだけでお酢パワーを生かせます。

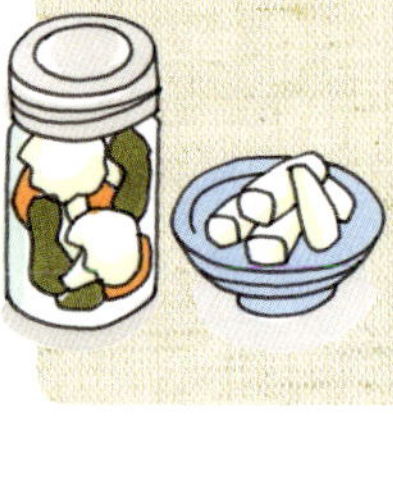

牛乳編

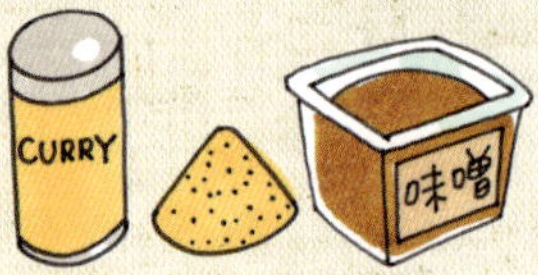

カレーやみそなど、牛乳と相性のよい調味料と合わせれば、ご飯に合うおかずになります。

スープやシチューなどはもちろん、炒り卵や卵焼き、茶わん蒸しなどの卵料理に加えてもまろやかになります。

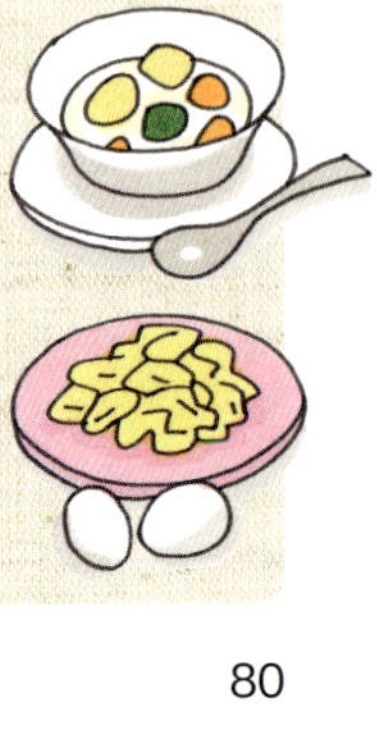

の効果は、牛乳や酢を食前、食中、食後のどのタイミングでとってもほぼ変わらないので、なんらかの形で献立に取り入れればOKです。

このような食べ合わせは、とくに栄養不足が心配な高齢者や、やせている人など、今以上に食事量を減らせないという人にはおすすめの方法です。なぜなら、食事量を変えなくても、高血糖の悪影響を減らすことができるからです。

牛乳はカルシウムなどのミネラルが豊富。酢は疲労回復や代謝アップにも効果があるといわれ、いずれも積極的にとりたいヘルシー食材です。おいしく料理作りに生かしながら、血糖値対策に役立てましょう。

みそのうまみが隠し味のミルクシチュー。
根菜や乾物の食物繊維もたっぷりとれます

野菜たっぷり和風ミルクシチュー

牛乳で

1人分DATA

熱量／79kcal　塩分／1.0g

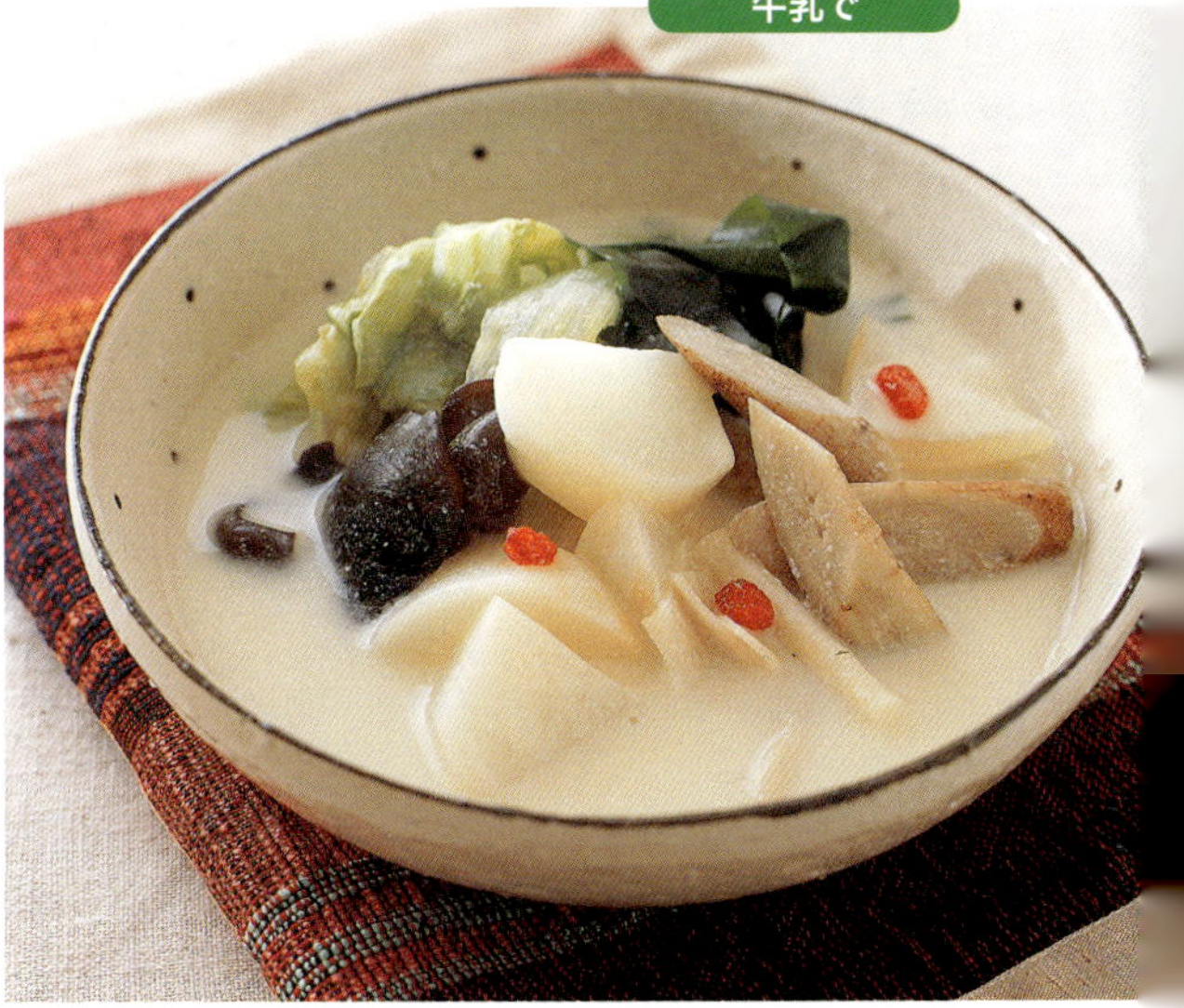

材料［5人分］

牛乳	130ml
かんぴょう	5g
きくらげ	5枚
クコの実	10個
小かぶ	1½個（70g）
玉ねぎ	¼個（50g）
ごぼう	¼本（45g）
わかめ（もどしたもの）	15g
レタス	¼玉（80g）
だし汁	2½カップ
白みそ	50g
ベーコン	1枚
塩	少々

［作り方］

1 かんぴょう、きくらげ、クコの実は水でもどす。小かぶはくし形に切り、玉ねぎは薄切りにする。ごぼうは3cm長さの乱切りにする。

2 わかめは食べやすい大きさに切り、レタスは一口大にちぎる。

3 鍋にだし汁を入れて火にかけ、1 の具を加えて柔らかくなるまで煮る。

4 3 に牛乳、白みそを加え、軽くあぶったベーコンを切らずに加え、塩で味をととのえる。

5 4 に 2 のわかめとレタスを加え、ベーコンを取り除く（ベーコンの役割は、風味をつけること）。レタスに火が通りすぎないうちに火を止め、器に盛る。

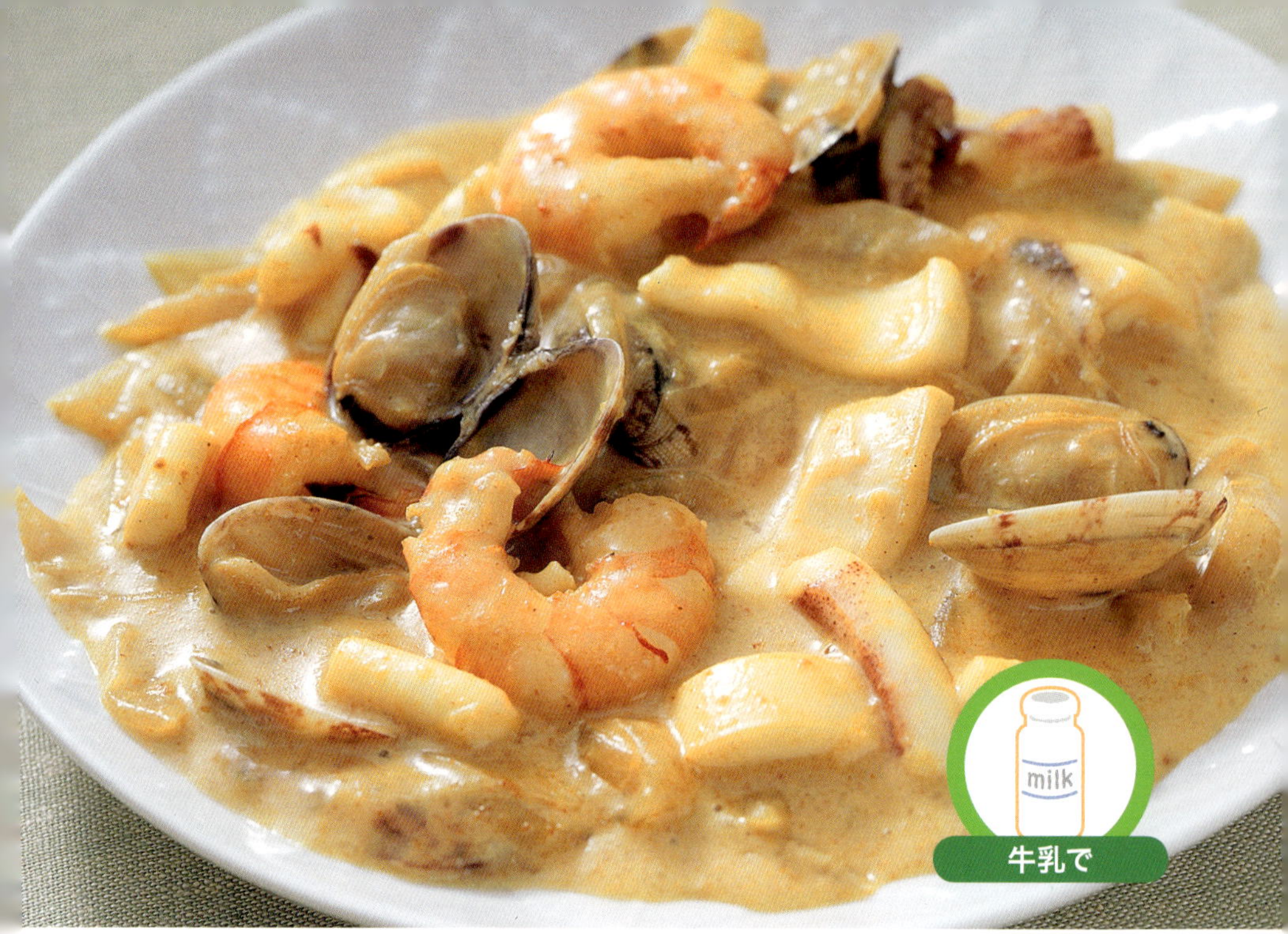

牛乳のコクとカレーの香りがほどよくマッチ。
とろみをつけて口当たりよく仕上げます

シーフードと野菜のカレーミルク煮

1人分DATA 熱量／292kcal　塩分／2.1g

［作り方］

1 あさりは砂出しし、殻をこすり合わせてよく洗う。えびは殻をむき、いかは食べやすく切って、それぞれ酒をからめる。

2 玉ねぎとセロリは薄切りにする。

3 フライパンにサラダ油を熱し、玉ねぎをしんなりするまで炒め、セロリも加えて炒める。カレー粉小さじ2を加えて香りが出たら、水1カップとコンソメの素を加える。

4 3を煮立てて1のシーフードを加え、あさりの殻が開いたら、水溶き片栗粉を少しずつ加えてとろみをつける。

5 牛乳を電子レンジで2分加熱して4に加え、残りのカレー粉、ちぎったパセリ、塩、こしょうを加えてひと煮し、器に盛る。

材料［2人分］

牛乳……1カップ
あさり（殻つき）……150g
えび（殻つき）……100g
いか……150g
酒……大さじ1
玉ねぎ……¾個（100g）
セロリ……大½本（50g）
サラダ油……大さじ1
カレー粉……小さじ3
固形コンソメの素……½個
水溶き片栗粉（片栗粉大さじ1を水大さじ2で溶いたもの）
パセリ……1枝
塩・こしょう……各少々

茶わん蒸しにも牛乳を加えれば、血糖値改善に効果を発揮

ひき肉入りミルク茶わん蒸し ニラあんかけ

1人分DATA 熱量／186kcal　塩分／2.2g

材料［2人分］

牛乳		1カップ
豚ひき肉（赤身）		60g
しょうゆ		小さじ1
卵		大1個
A	塩	少々
	しょうゆ	小さじ2
だし汁		½カップ
ニラ		20g
B	塩	少々
	しょうゆ	小さじ1
水溶き片栗粉（片栗粉小さじ1を水小さじ2で溶いたもの）		
ごま油		小さじ½

［作り方］

1 ひき肉はしょうゆをふってほぐし、器に入れて中火の湯せんで3～4分加熱する。

2 卵は溶きほぐし、電子レンジで2分加熱した牛乳を加え、Aで調味する。

3 1の器に2を温かいうちに加えて混ぜる。

4 3の器を鍋に入れ、熱湯を器の7～8分目の高さまで鍋に注ぎ入れ、ふたをして中火で2分、ごく弱火で8分加熱して火を止め、そのまま6～7分おく。

5 小鍋にだし汁を煮立て、細かく切ったニラとBを加え、水溶き片栗粉でとろみをつけてごま油を混ぜ、4にかける。

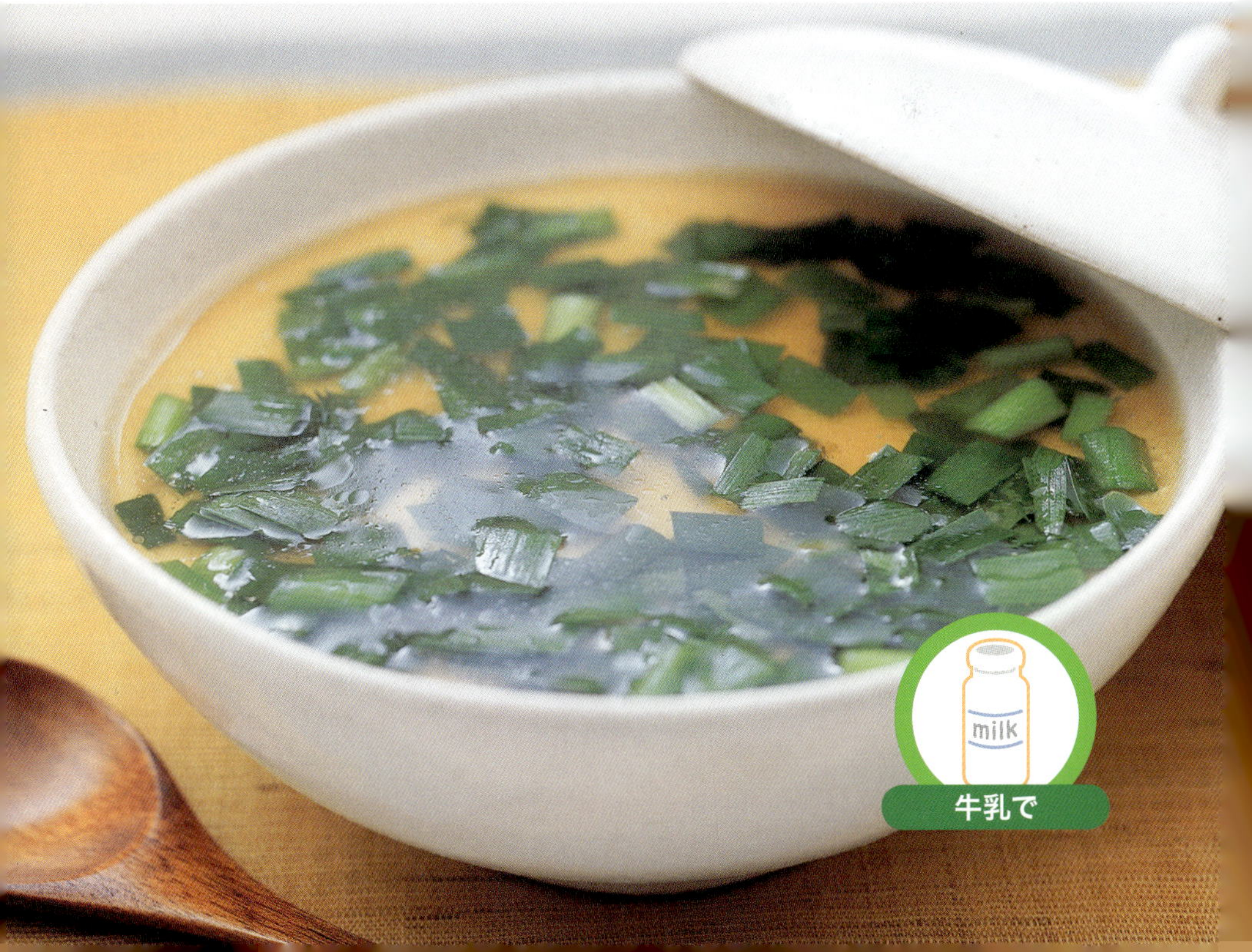

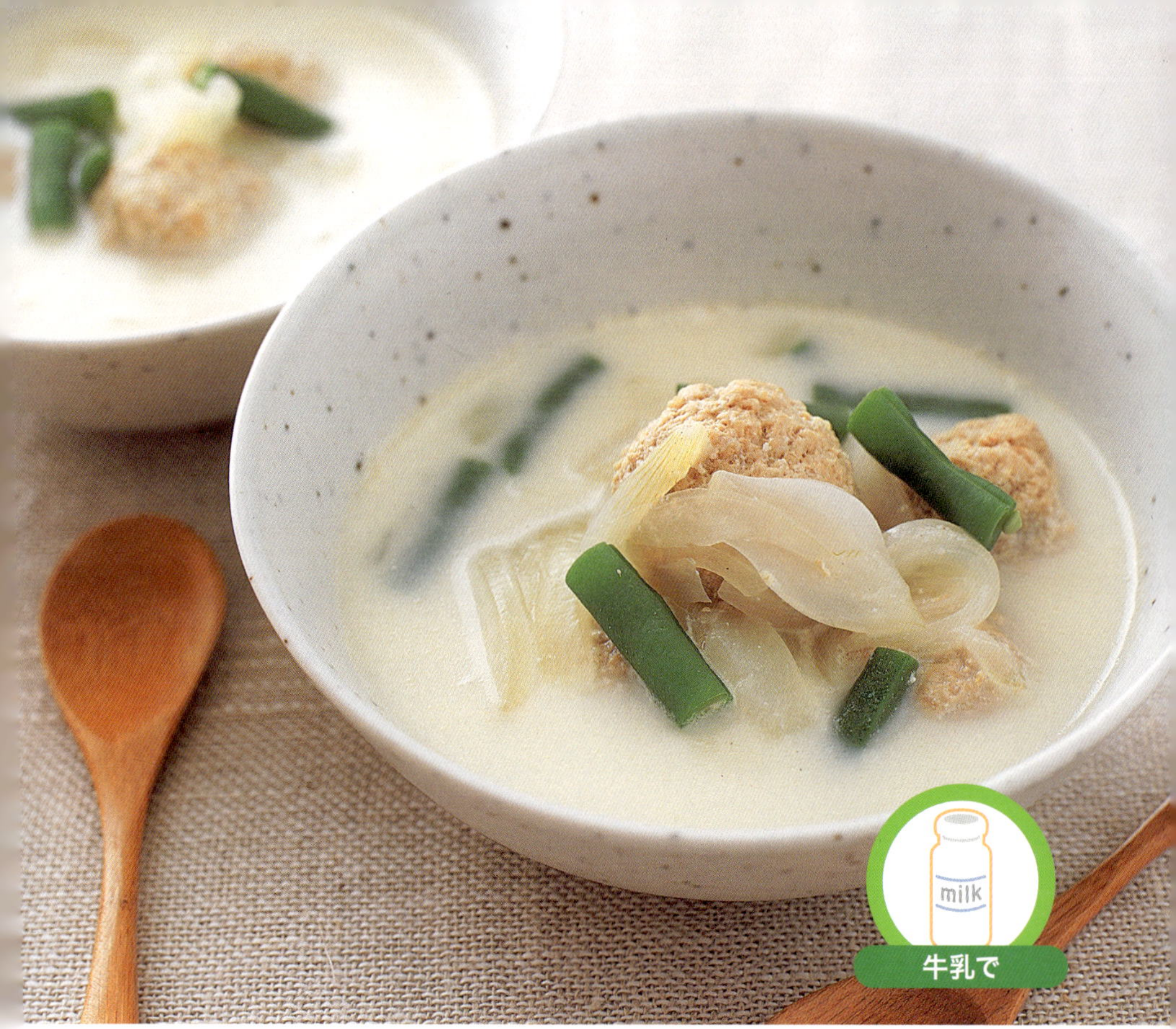

鶏肉のうまみを生かしたスープは、牛乳がたっぷりとれる一品です

チキンボールのあっさりミルクスープ

1人分DATA 熱量／329kcal　塩分／2.1g

材料［2人分］

- 牛乳……1½カップ
- A
  - 鶏ひき肉……200g
  - 溶き卵……⅓個分
  - 塩……小さじ¼
  - 酒……大さじ⅔
- 玉ねぎ……1個（200g）
- さやいんげん……5本
- コンソメの素（顆粒）…小さじ1
- 塩・こしょう……各少々

［作り方］

1. Aの材料をボウルに入れてよく練る。
2. 玉ねぎは縦半分に切ってから薄いくし形に切り、さやいんげんはゆでて食べやすい長さに切る。
3. 鍋に水1½カップとコンソメの素を入れて火にかけ、2の玉ねぎを加えて煮、透き通ってきたら1を丸めて加える。
4. 途中アクを取りながら煮て、チキンボールに火が通ったら、牛乳を加える。
5. 4が再び煮立ったら、塩、こしょうで味をととのえ、2のさやいんげんを加えてひと煮し、器に盛る。

牛乳と酢を使ったドレッシングなら
かけるだけで糖尿病予防レシピに変身

わかめとたけのこのサラダ 牛乳ドレッシング

1人分DATA 熱量／115kcal 塩分／0.8g

材料［2人分］

かぼちゃ		35g
豆腐（木綿）		30g
A	牛乳	½カップ
	酢	大さじ½
	プレーンヨーグルト	大さじ⅔
	減塩しょうゆ	2～3滴
	塩	ひとつまみ
生わかめ		適量
たけのこ（水煮）		適量
玄米フレーク		適量

［作り方］

1 かぼちゃは電子レンジで加熱して柔らかくし、豆腐は水きりする。

2 1とAをミキサーにかけてなめらかに混ぜ、ドレッシングを作る。

3 わかめとたけのこはそれぞれさっとゆでて食べやすく切り、器に盛って2のドレッシングをかけ、玄米フレークを添える。

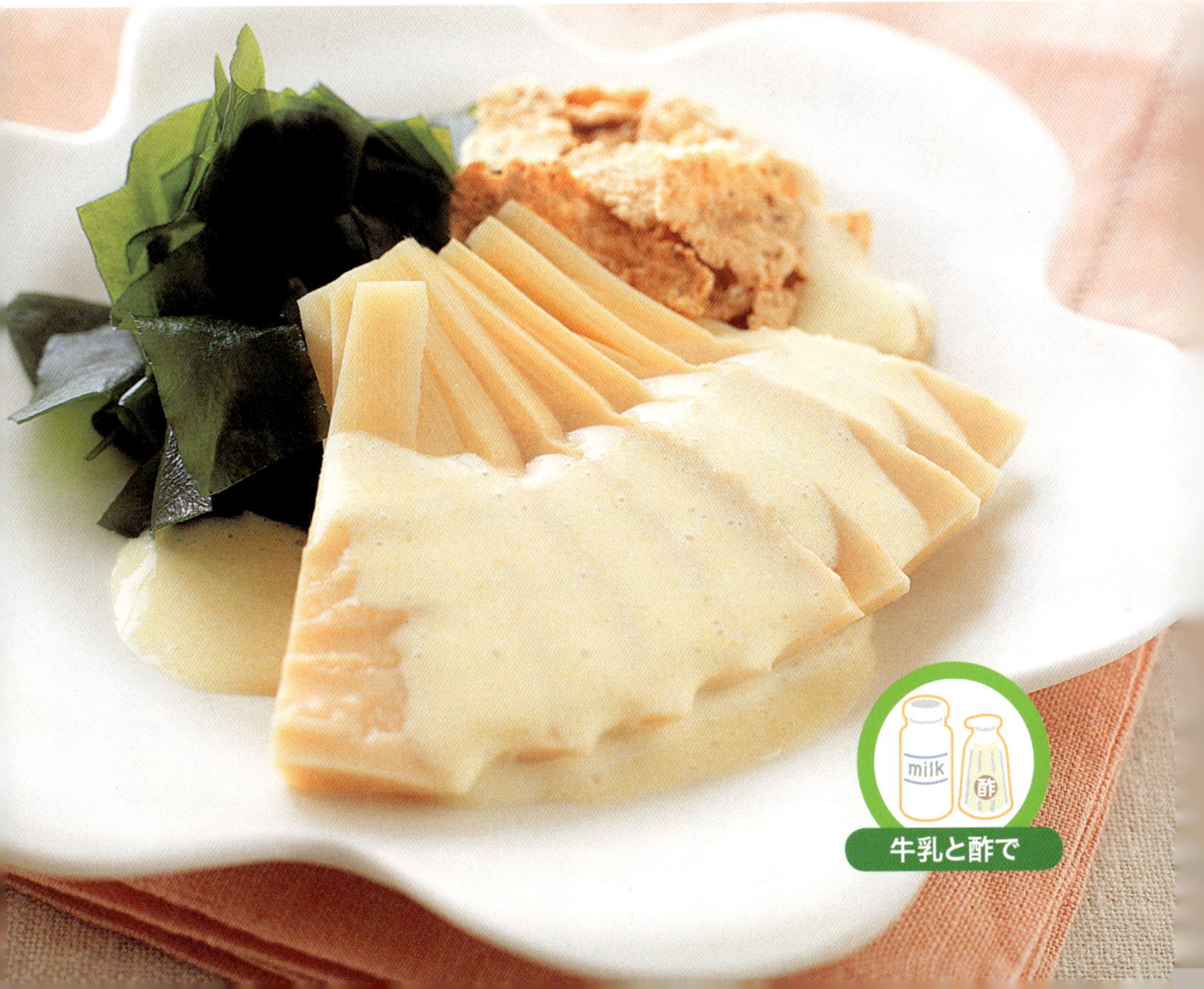

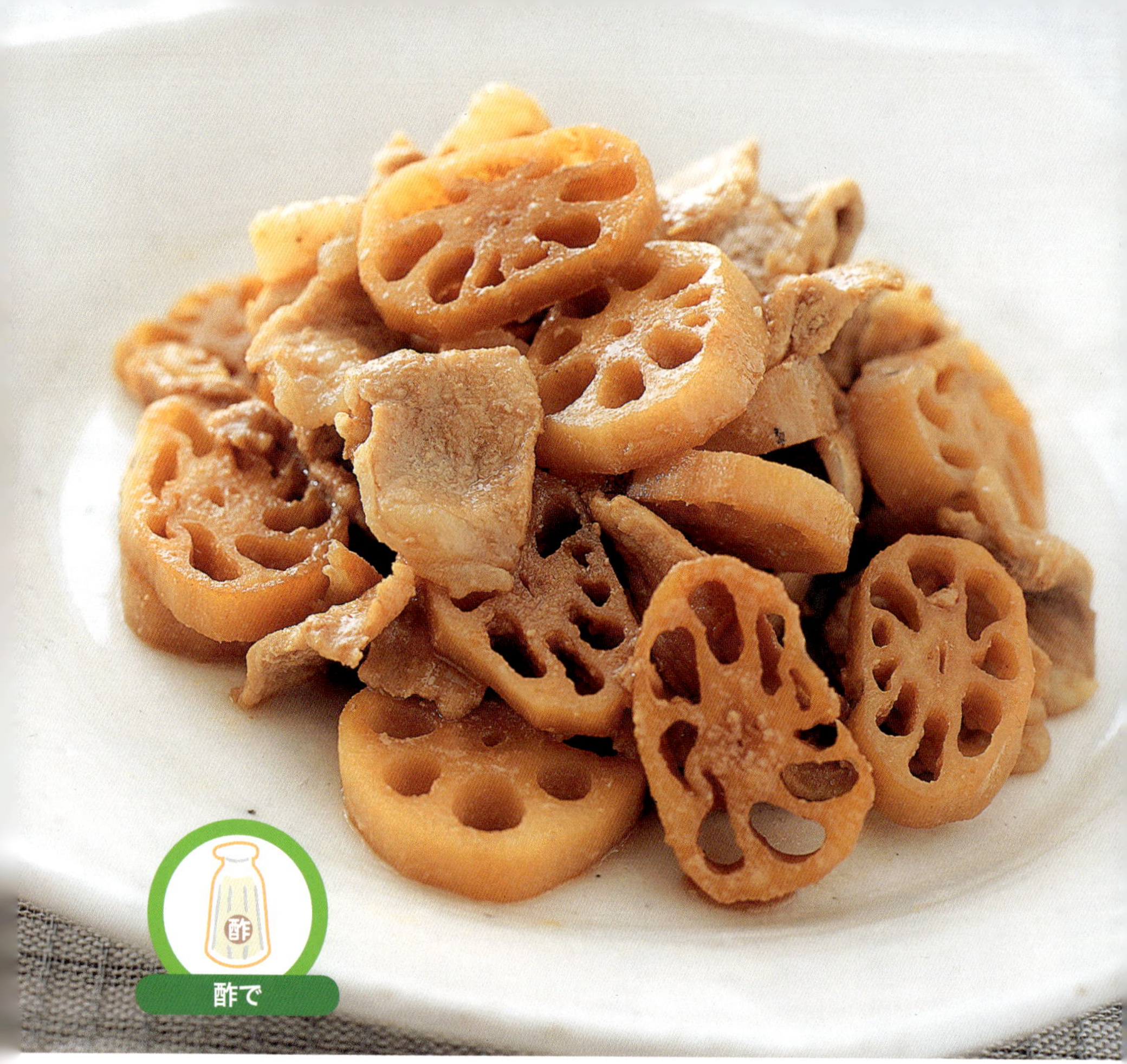

食物繊維の豊富なれんこんに
しっかりと味を煮含めて酢で仕上げました

豚肉とれんこんの甘酢煮

1人分DATA 熱量／ **157kcal**　塩分／ **1.4g**

[作り方]

1 れんこんは皮をむいて5～6㎜厚さの輪切り、大きければ半月切りにし、酢水にさらしてから水けをきる。豚肉は一口大に切る。

2 鍋に **1** のれんこん、豚肉、だし汁を入れて中火にかけ、煮立ったらAを加えて落としぶたをして煮る。

3 煮汁が半分くらいになったら、酢を加えてさらに煮詰め、器に盛る。

材料［2人分］

	れんこん	小1節（約100g）
	豚薄切り肉	100g
	だし汁	½カップ
A	酒	大さじ2
A	砂糖	小さじ2½
A	しょうゆ	大さじ1
	酢	大さじ3

肉の炒め物に酢を加えれば
さっぱり味に仕上がって血糖値対策も万全

牛肉と長ねぎ、たけのこの酢炒め

1人分DATA 熱量／255kcal　塩分／2.4g

材料［2人分］

牛もも焼肉用肉		150g
A	酒	大さじ½
	しょうゆ	大さじ½
長ねぎ		½本（50g）
ゆでたけのこ		100g
サラダ油		大さじ1
B	オイスターソース	大さじ½
	しょうゆ	大さじ⅔
	酒	大さじ1
	鶏がらスープの素	小さじ½
酢		大さじ3

［作り方］

1 牛肉は細切りにし、Aをからめる。

2 長ねぎは斜め切りに、たけのこは細切りにする。

3 フライパンにサラダ油を熱し、1の牛肉を強火で炒め、色が変わってきたら2を加えてひと炒めし、Bを加える。

4 全体に味が回ったら酢を加え、強火のままさらに2分ほど炒めて火を止め、器に盛る。

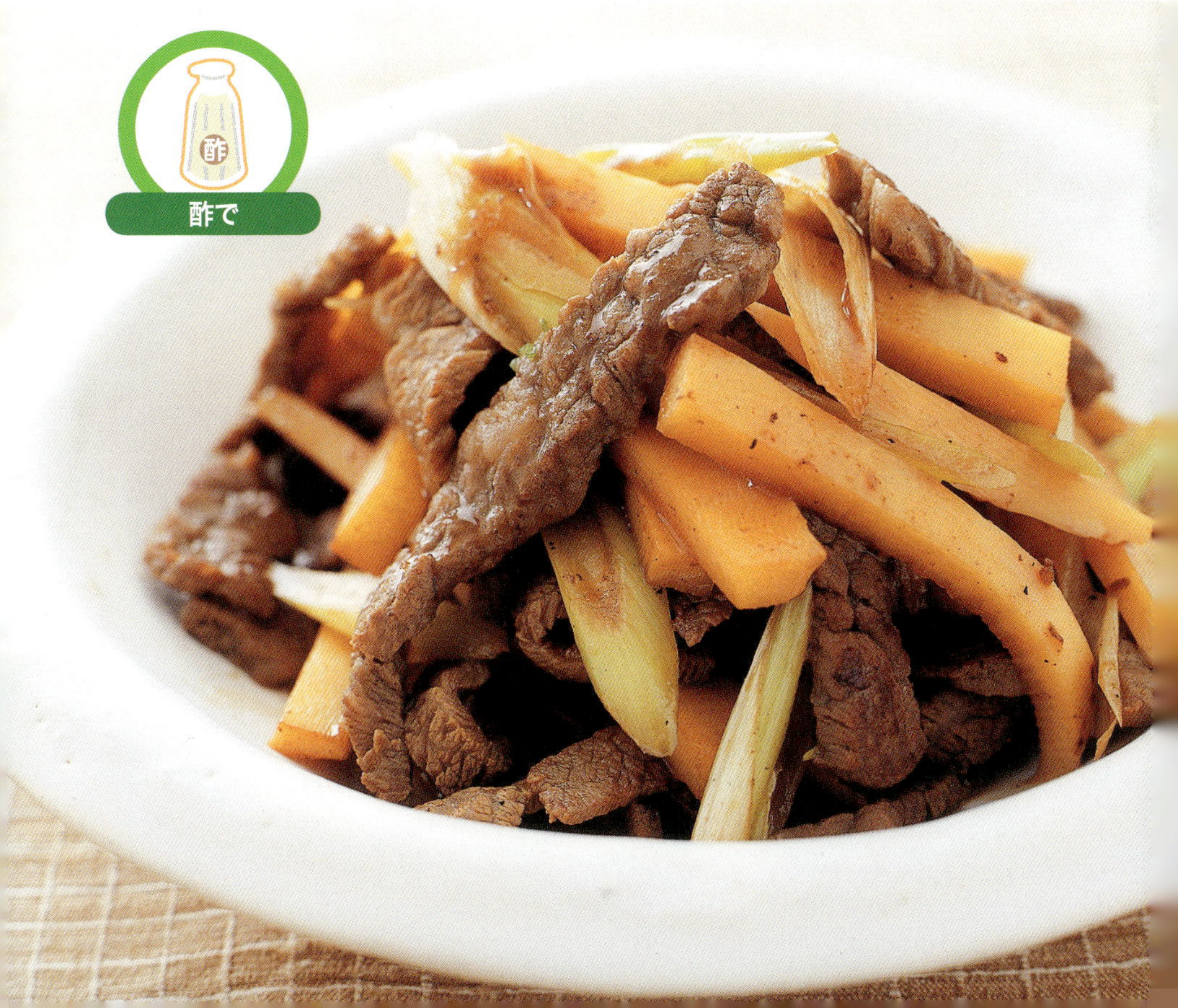

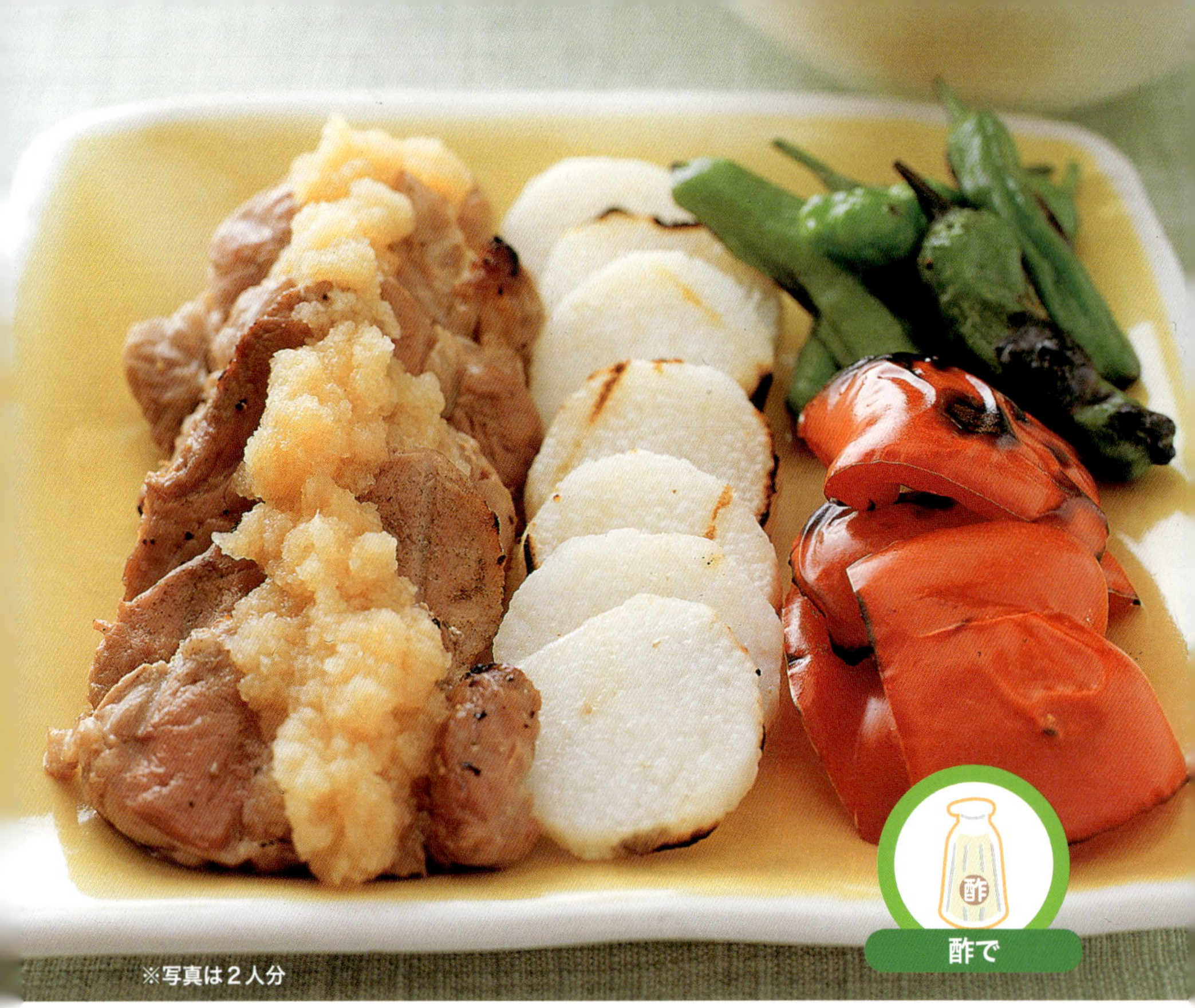

※写真は２人分

グリルで焼いて脂を落とした肉をノンオイルのみぞれ酢で

野菜と豚ヒレ肉の網焼き みぞれ酢がけ

1人分DATA　熱量／187kcal　塩分／0.8g

［作り方］

1 豚肉は1㎝厚さに切り、軽く塩、こしょうをふる。

2 長いもは皮をむいて1㎝厚さの輪切りにし、赤ピーマンは種を取って4等分に切る。しし唐辛子は切り目を入れて種を取る。

3 大根はすりおろし、ざるに上げて軽く水きりし、Aと混ぜ合わせる。

4 グリルを熱し、1の豚肉の両面を3～4分ずつ強火で焼き、2の野菜も両面をこんがりと焼いて器に盛り、3をかける。

材料［２人分］

	豚ヒレかたまり肉	200g
	塩・こしょう	各少々
	長いも	100g
	赤ピーマン	½個（60g）
	しし唐辛子	6～7本（40g）
	大根	5㎝（150g）
A	酢	大さじ2
A	砂糖	小さじ1
A	しょうゆ	小さじ1

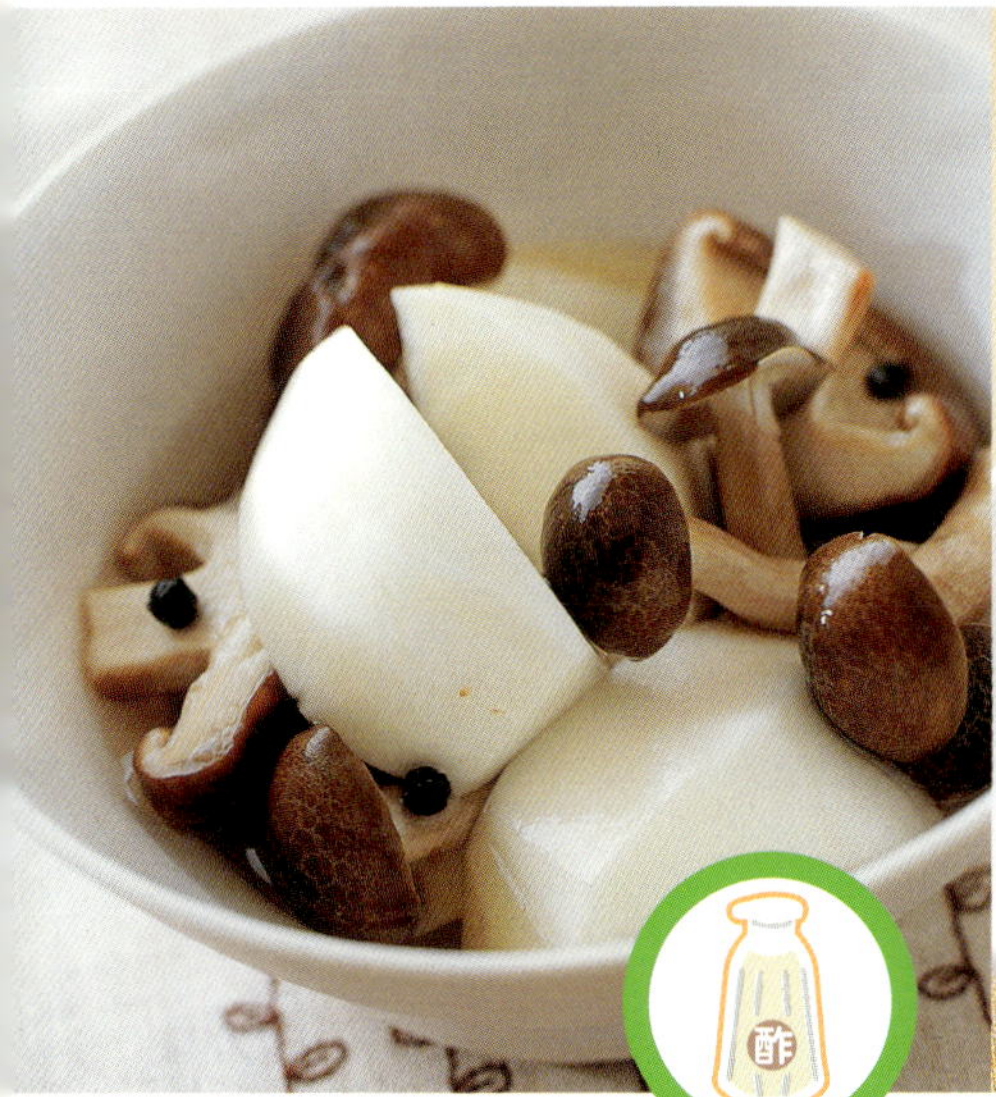

酢で常備菜

チンするだけの簡単ピクルスなら手軽に酢の効果を生かせます

きのことかぶのピクルス

1人分DATA 熱量／59kcal 塩分／1.0g

材料［2人分］

かぶ…2個（140g）
しめじ
…… 大1パック（150g）
生しいたけ…… 4枚

A
酢…… ⅓カップ
塩…… 小さじ½
砂糖
……. 大さじ1½
黒粒こしょう
……………… 5粒

［作り方］

1 かぶは皮をむいて6つ割りに、しめじは石づきを取って小房に分ける。しいたけも石づきを取り、半分に切る。

2 耐熱ボウルにAと1のきのこ類を入れてラップをかけ、電子レンジで4〜4分半加熱する。

3 2に1のかぶを加えて混ぜ、あら熱が取れるまでおく。

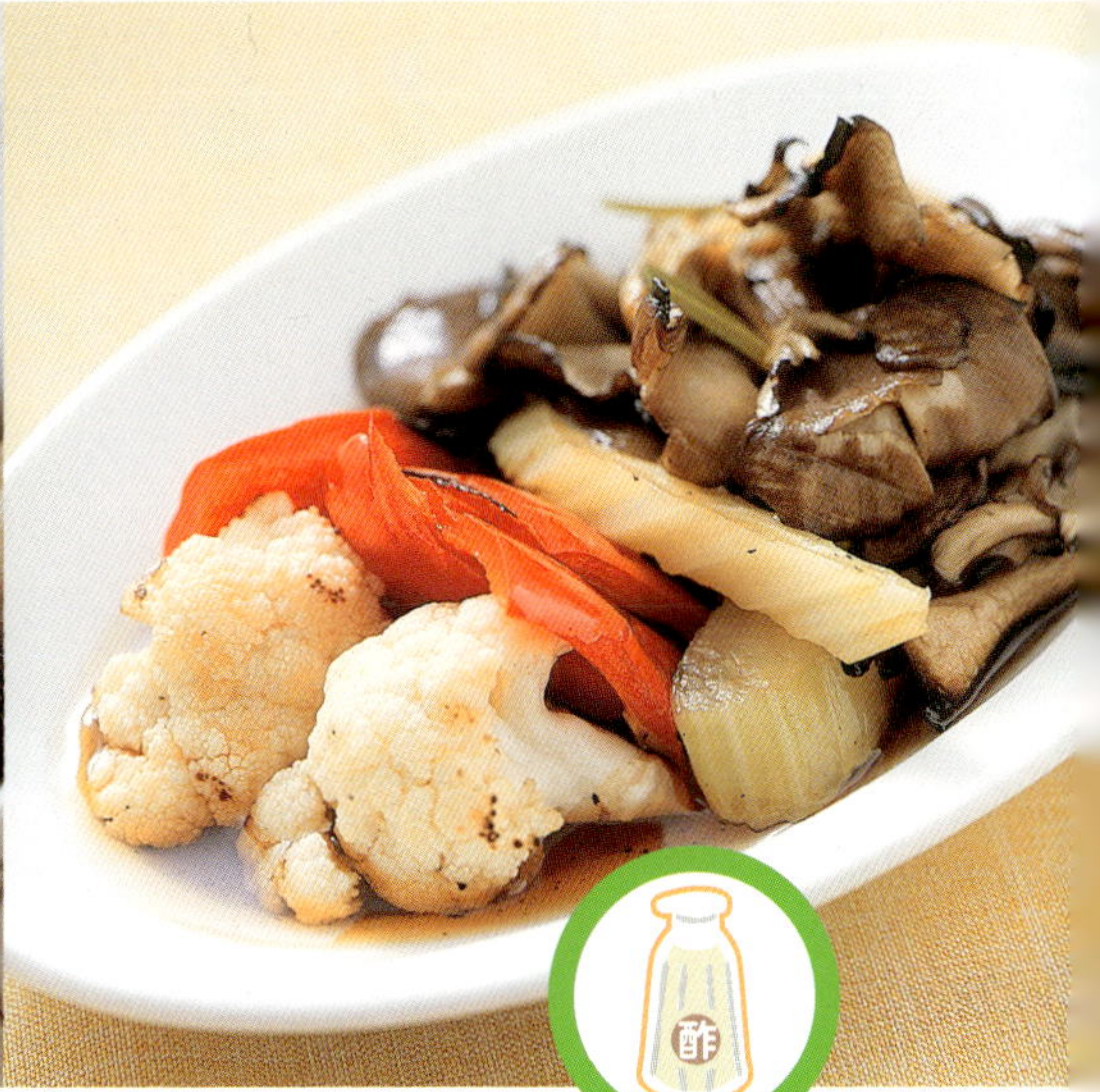

酢で常備菜

こんがり網焼きした野菜を昆布のうまみを効かせた甘酢に漬けた常備菜

焼き野菜の甘酢漬け

1人分DATA 熱量／41kcal 塩分／0.8g

材料［2人分］

セロリ… ½本（30g）
赤ピーマン
………… ½個（50g）
カリフラワー…. 30g
まいたけ…… 100g
昆布……………… 3cm

酒…………… 小さじ2

A
塩………… 少々
しょうゆ
……….. 小さじ2
砂糖… 大さじ1
酢…… 大さじ3

［作り方］

1 昆布は小さく切って水50mlにつけておく。

2 セロリは筋を取って一口大に切り、赤ピーマンとカリフラワーも一口大に切る。まいたけはほぐす。

3 小鍋に1を水ごと入れ、酒を加えて弱火にかけ、ひと煮して火を止め、Aを加えて混ぜる。

4 2を網にのせて強火で焼き、熱いうちに3に漬け込み、そのまま冷ます。

調味ワザで満足感アップの副菜レシピ

糖尿病予防食をグルメ食に変える裏ワザとは？

「糖尿病予防食なんてグルメとは無縁」などと思い込んでいませんか。確かに高カロリーな油脂類を食べると、脳が刺激されて「おいしい」と快感を感じます。でも、快感を感じるのは、油脂類の刺激だけではありません。人は辛味や酸味、香りなど、いろいろな味覚や嗅覚を快感として感じ取っています。

ですから、油脂類のコクばかりに頼らず、別の快感に置き換えるようにすれば、もの足りなさを感じることなく、カロリーを抑えることができます。糖尿病の予防、改善のためには、おいしいものをがまんするのではなく、逆にグルメになることが大切だったのです。

そのためには、油脂以外のいろいろな味を調味に生かす裏ワザが必要です。

辛味・酸味・香りでおいしくカロリーダウン

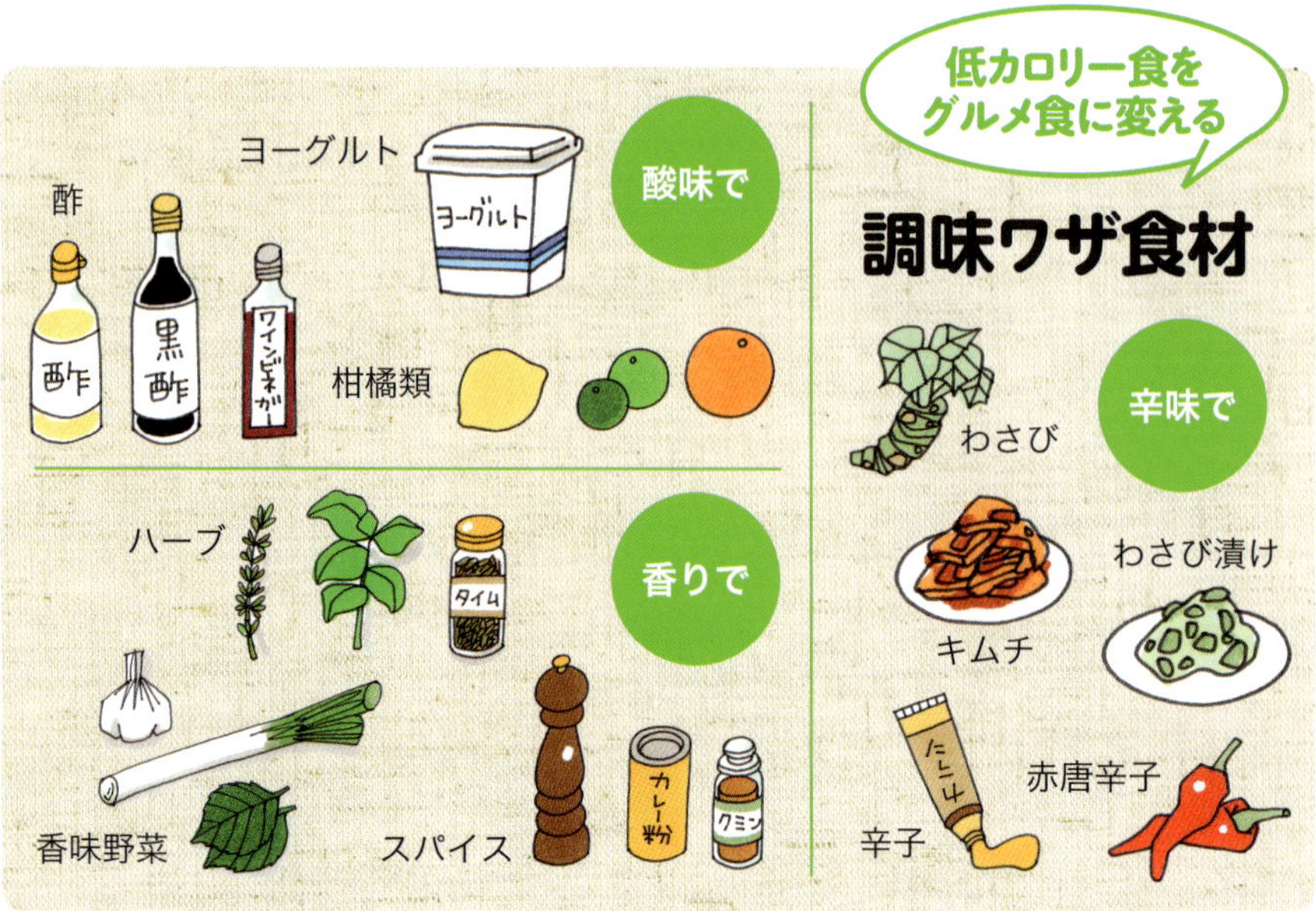
低カロリー食をグルメ食に変える
調味ワザ食材
酸味で
ヨーグルト
酢
黒酢
ワインビネガー
柑橘類
辛味で
わさび
キムチ
わさび漬け
からし
赤唐辛子
辛子
香りで
ハーブ
タイム
香味野菜
スパイス
カレー粉
クミン

たとえば、一口に辛味といっても、わさびや辛子、唐辛子などいろいろな辛味があります。キムチやわさび漬けは、発酵によってうまみ成分も増えているので、調味料として使うのもおすすめです。

酸味は酢だけでなく、いろいろな柑橘類を香りよく使うのもよい方法。香味野菜やハーブ、スパイスなども、上手に組み合わせると味に差がつきます。

これは、高血圧を招く塩分のとりすぎを防ぐためにも効果的です。糖尿病に高血圧が加わると、合併症になる危険性がぐんと高まることが知られています。油脂類だけでなく、塩分を控えるためにも調味ワザを生かしましょう。

細切りわさびの歯ざわりがアクセント

ひじきと小松菜のわさび入りサラダ

1人分DATA 熱量／41kcal 塩分／1.1g

材料［2人分］

ひじき（乾）		10g
小松菜		150g
A	わさび（細切り）	適量
	しょうゆ	小さじ2½
	酢	小さじ2
	ごま油	小さじ1
炒り白ごま		少々

［作り方］

1 ひじきは水でもどし、さっとゆでてざるに上げて冷まし、長ければ食べやすく切る。

2 小松菜はゆでて2cm長さに切り、水けを絞る。わさびは飾り用少々を分けておく。

3 Aを合わせて、ひじきと小松菜を和え、器に盛って 2 の飾り用のわさびをのせ、ごまをふる。

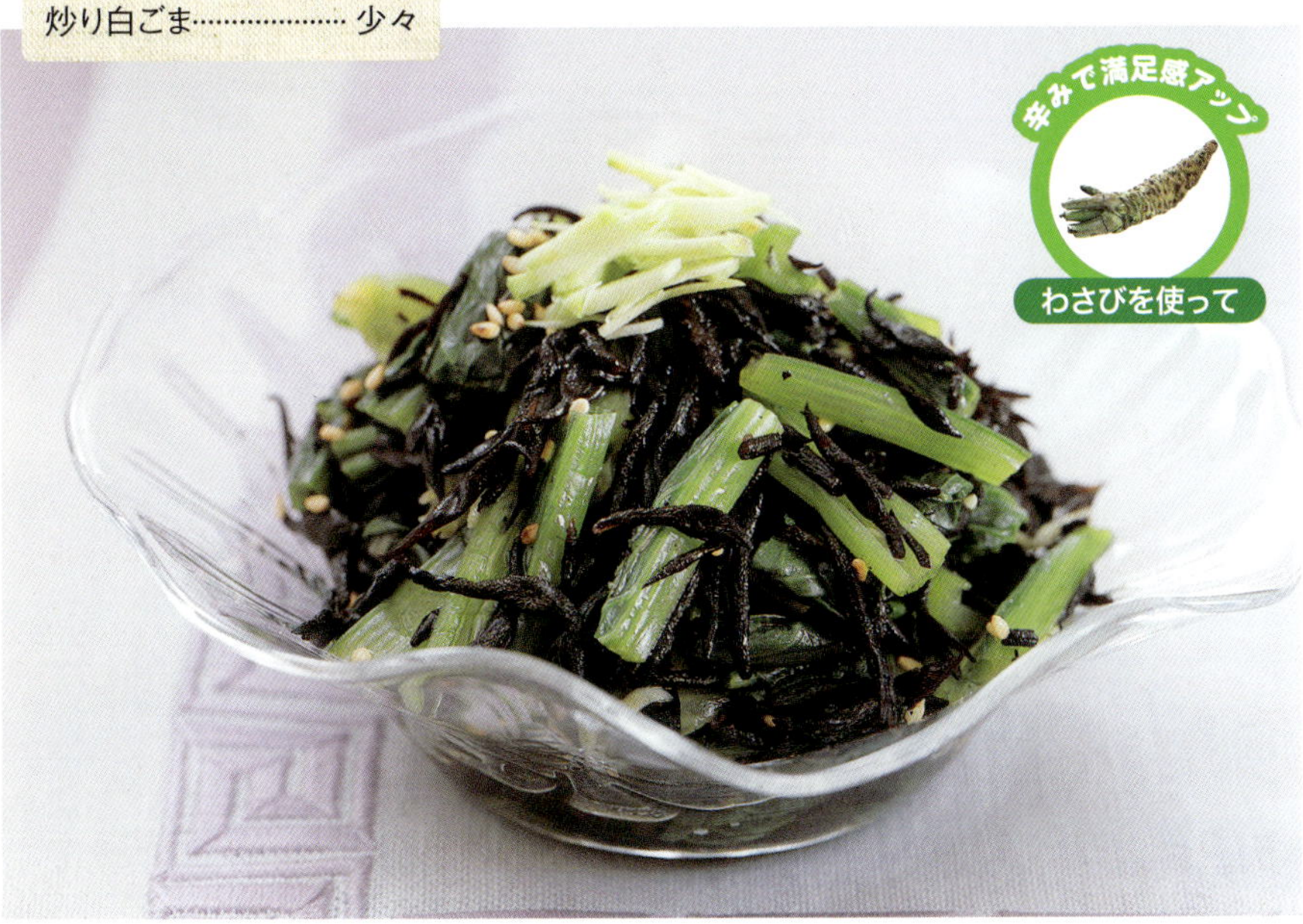

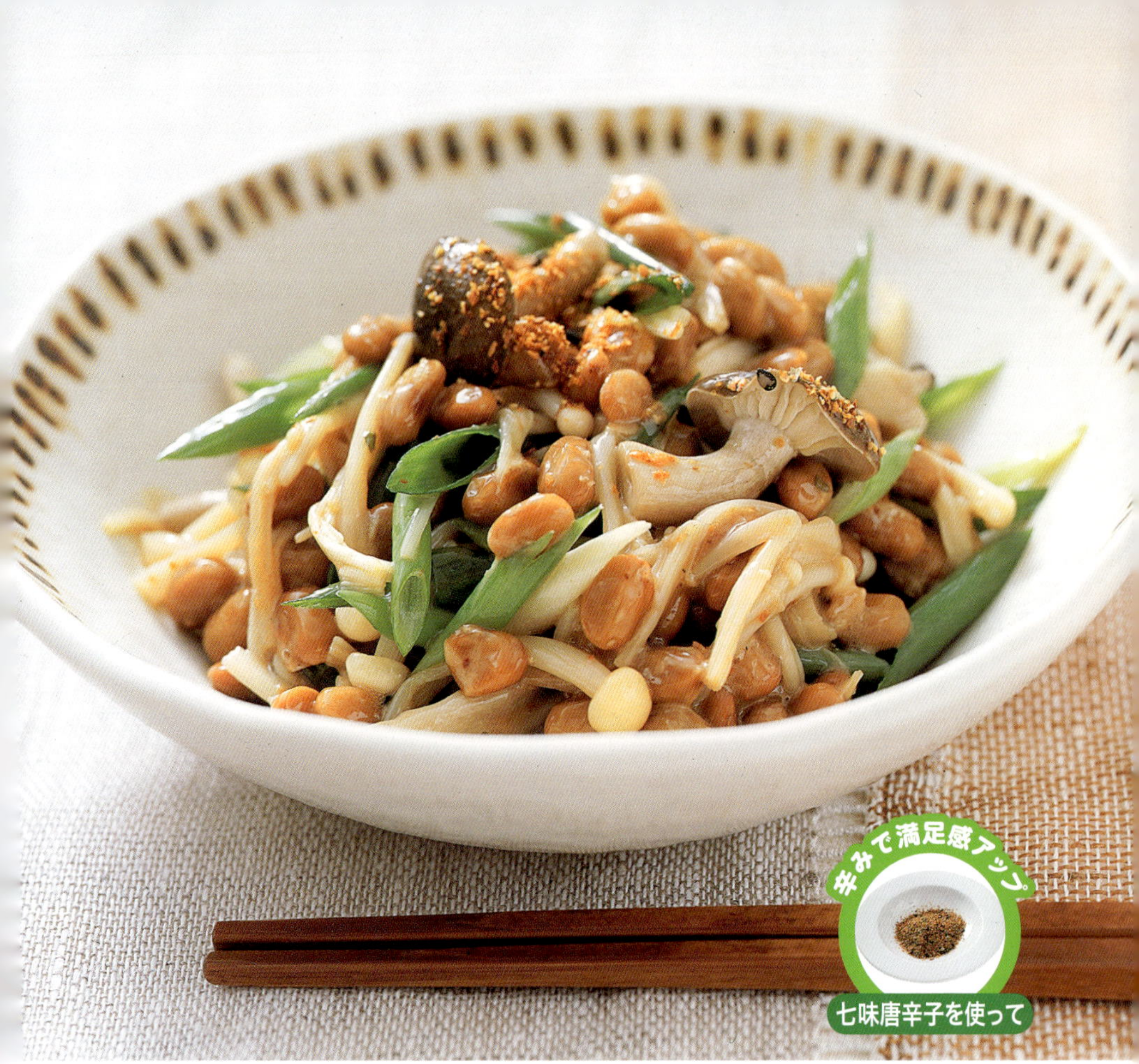

きのこをたっぷり加えて食物繊維も確保

納豆ときのこのピリ辛和え

1人分DATA 熱量／95kcal　塩分／0.7g

［作り方］

1 えのきだけとしめじは石づきを取り、えのきだけは半分に切り、それぞれほぐす。

2 1のきのこを合わせて耐熱容器に入れ、ラップをふんわりかけて電子レンジで1分加熱し、しょうゆ小さじ1をからめて冷ます。

3 納豆に残りのしょうゆを混ぜ、水けを絞った2と万能ねぎを加えて混ぜ合わせ、器に盛って七味唐辛子をふる。

材料［2人分］

七味唐辛子……………… 少々
えのきだけ…………………50g
しめじ………………………50g
しょうゆ……………… 小さじ2
納豆（小粒）………………80g
万能ねぎ（斜め切り）
……………………………… 3本分

キムチのうまみを生かして塩分と油を控えめに

枝豆とたこのキムチ和え

1人分DATA 熱量／96kcal 塩分／1.0g

材料［2人分］

白菜キムチ		50g
枝豆（さやつき）		100g（正味約50g）
塩		少々
ゆでだこ		80g
A	しょうゆ	小さじ½
	レモン汁	小さじ1
	ごま油	小さじ½

［作り方］

1 枝豆は塩ゆでし、さやから取り出す。

2 たこは薄切りにし、キムチは1cm幅に切る。

3 1と2を合わせ、Aを加えてさっと和え、器に盛る。

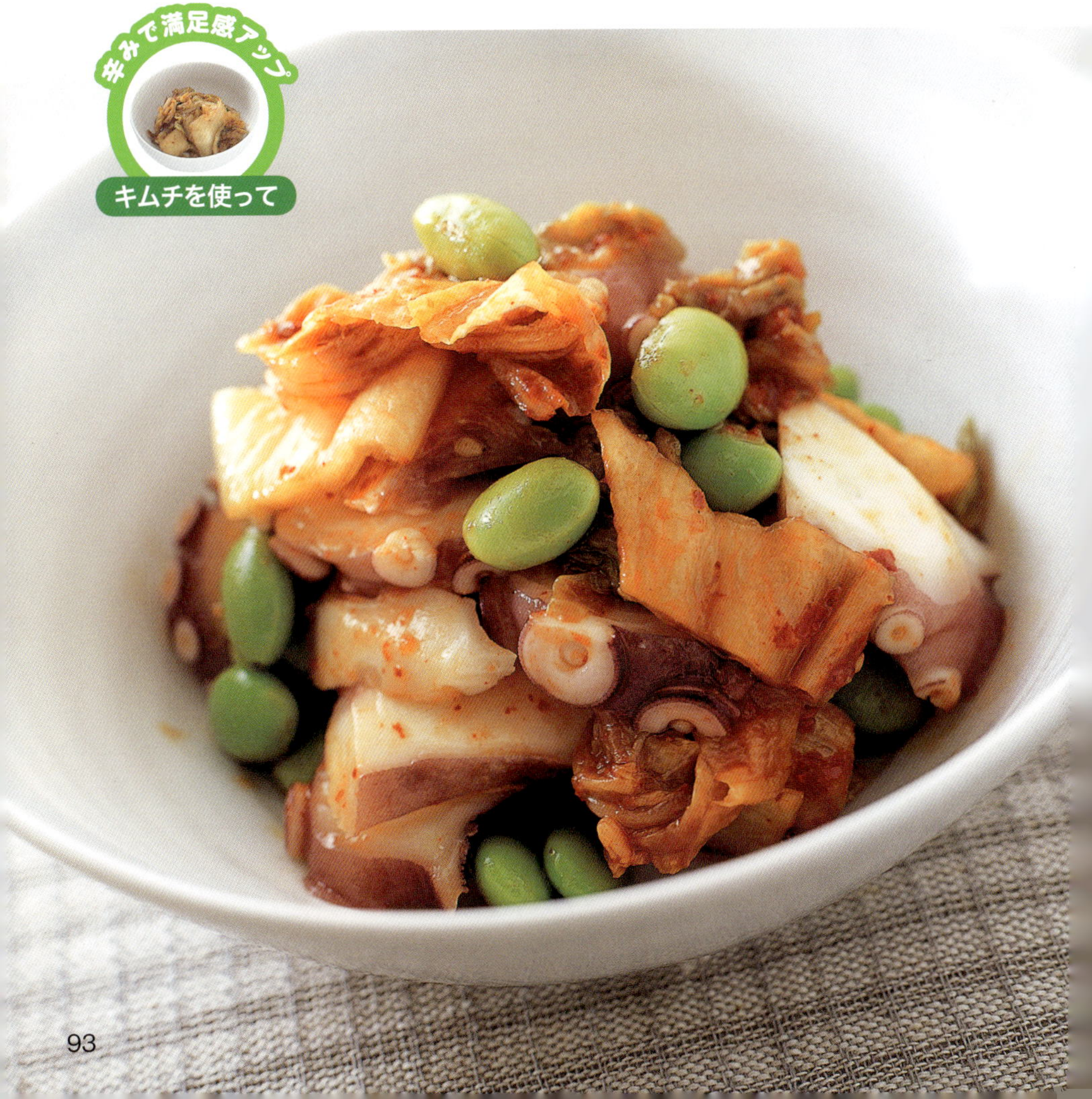

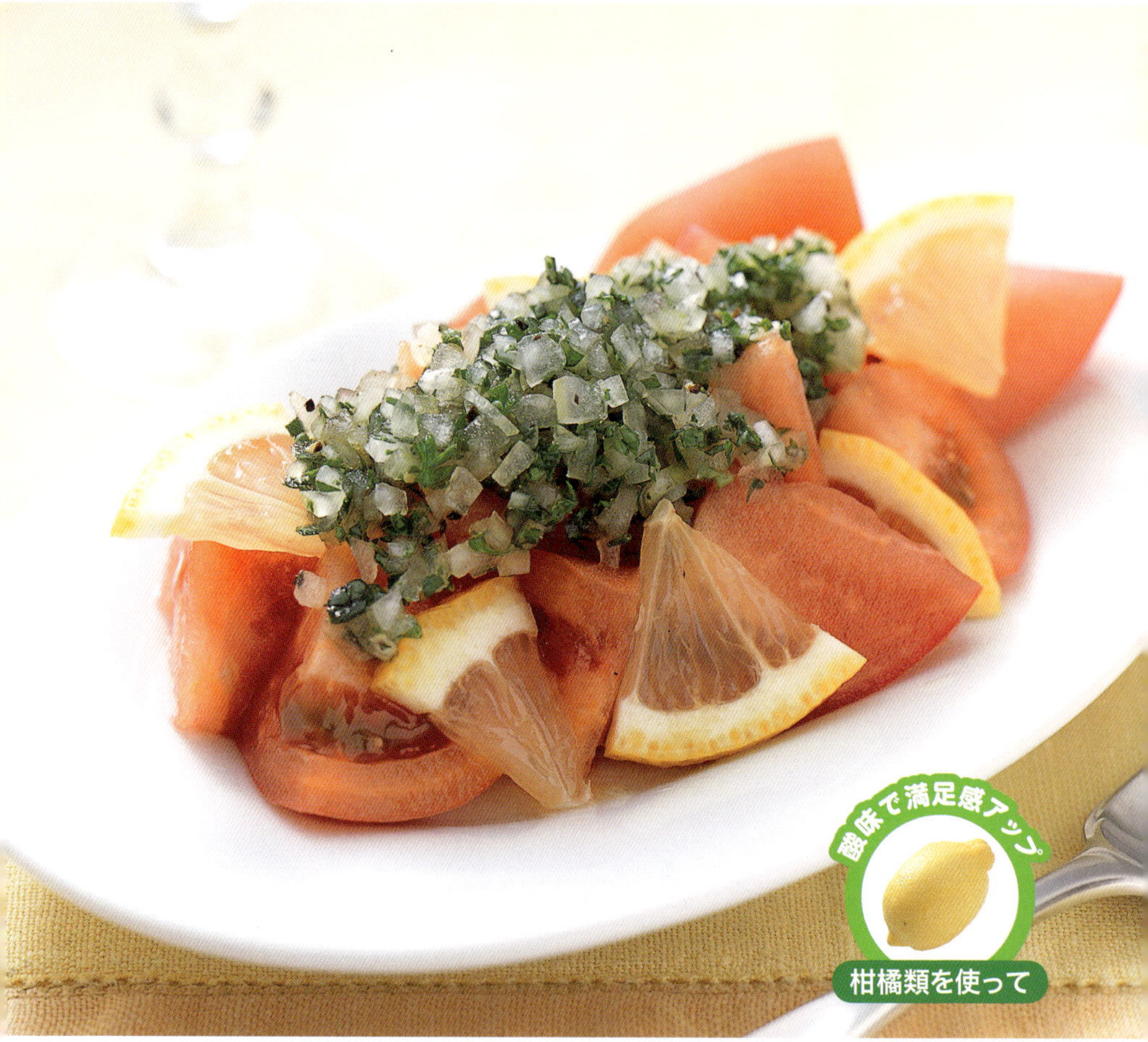

ほんのりはちみつの甘味を隠し味に

トマトの ハーブレモンソース

1人分DATA　熱量／3.5kcal　塩分／0.5g

［作り方］

1 玉ねぎのみじん切りに塩をまぶし、少しおいて水けを絞り、Aと混ぜ合わせてソースを作る。

2 トマトは食べやすく切って器に盛り、**1**をかけ、レモンを添える。

材料［2人分］

トマト……… 大1個（200g）
玉ねぎ（みじん切り）
…………………………… 大さじ4
塩…………………………… 少々
A
- レモン汁……… 小さじ2
- はちみつ……… 小さじ⅔
- ハーブ（バジル、パセリなどのみじん切り）
…………………… 大さじ1⅓
- こしょう………………… 少々

レモン（いちょう切り）
…………………………… 適量

仕上げにおかかでうまみをプラス

紫玉ねぎと黄ピーマンのおかか酢じょうゆ和え

1人分DATA 熱量／55kcal 塩分／0.9g

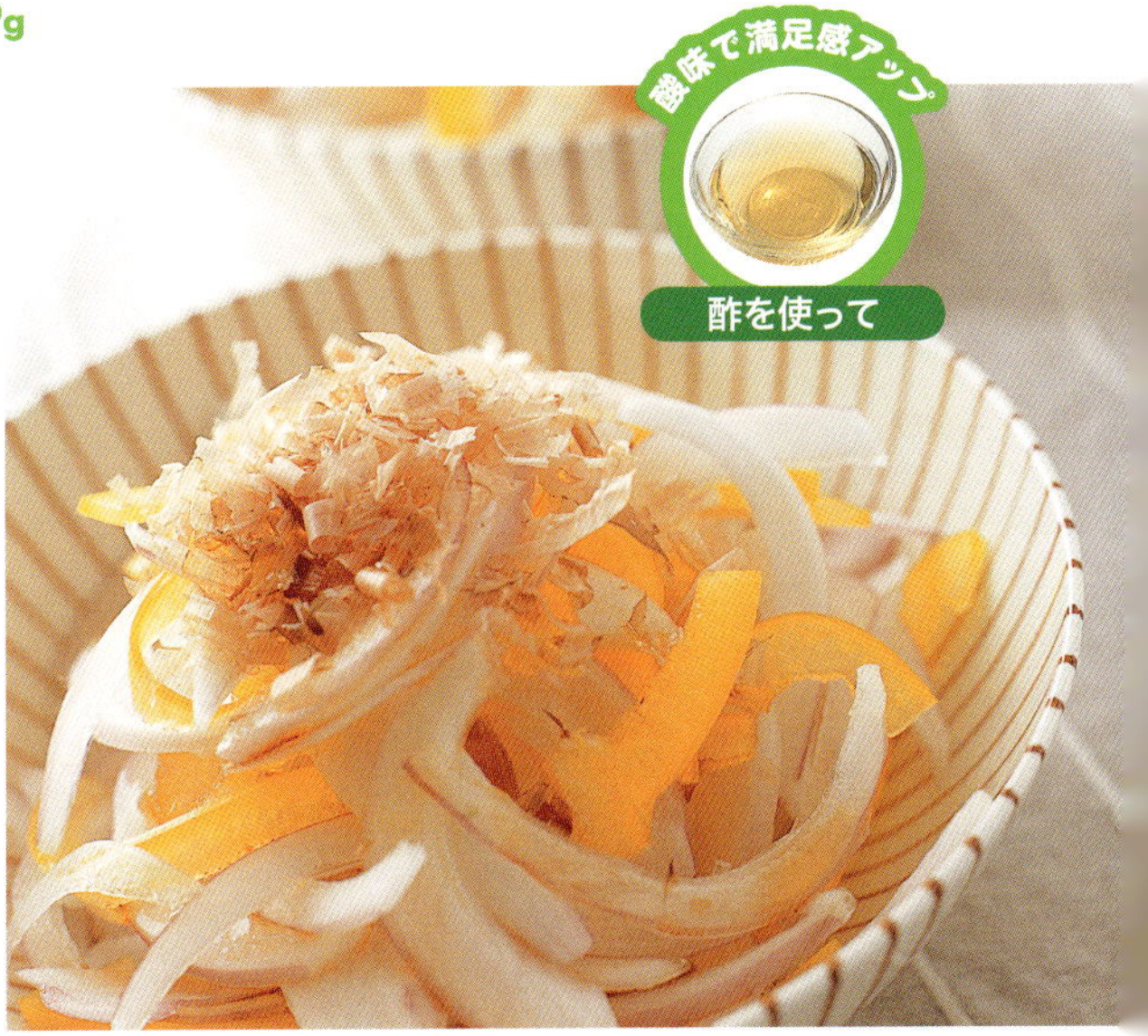
酸味で満足感アップ
酢を使って

材料［2人分］

紫玉ねぎ（大）…… ½個（100g）
黄ピーマン…………… ½個（60g）
削り節………………………… 適量
A
- しょうゆ………………… 大さじ1
- 酢………………………… 大さじ1
- サラダ油………………… 大さじ½
- だし汁…………………… 大さじ1

［作り方］

1 紫玉ねぎは縦薄切り、ピーマンは横薄切りにし、冷水にさっとくぐらせて水けをきる。

2 ボウルにAを合わせ、1を加えて混ぜ、器に盛って削り節をかける。

マヨネーズを控えた低カロリードレッシングで

グレープフルーツとセロリのヨーグルトサラダ

1人分DATA 熱量／100kcal 塩分／0.5g

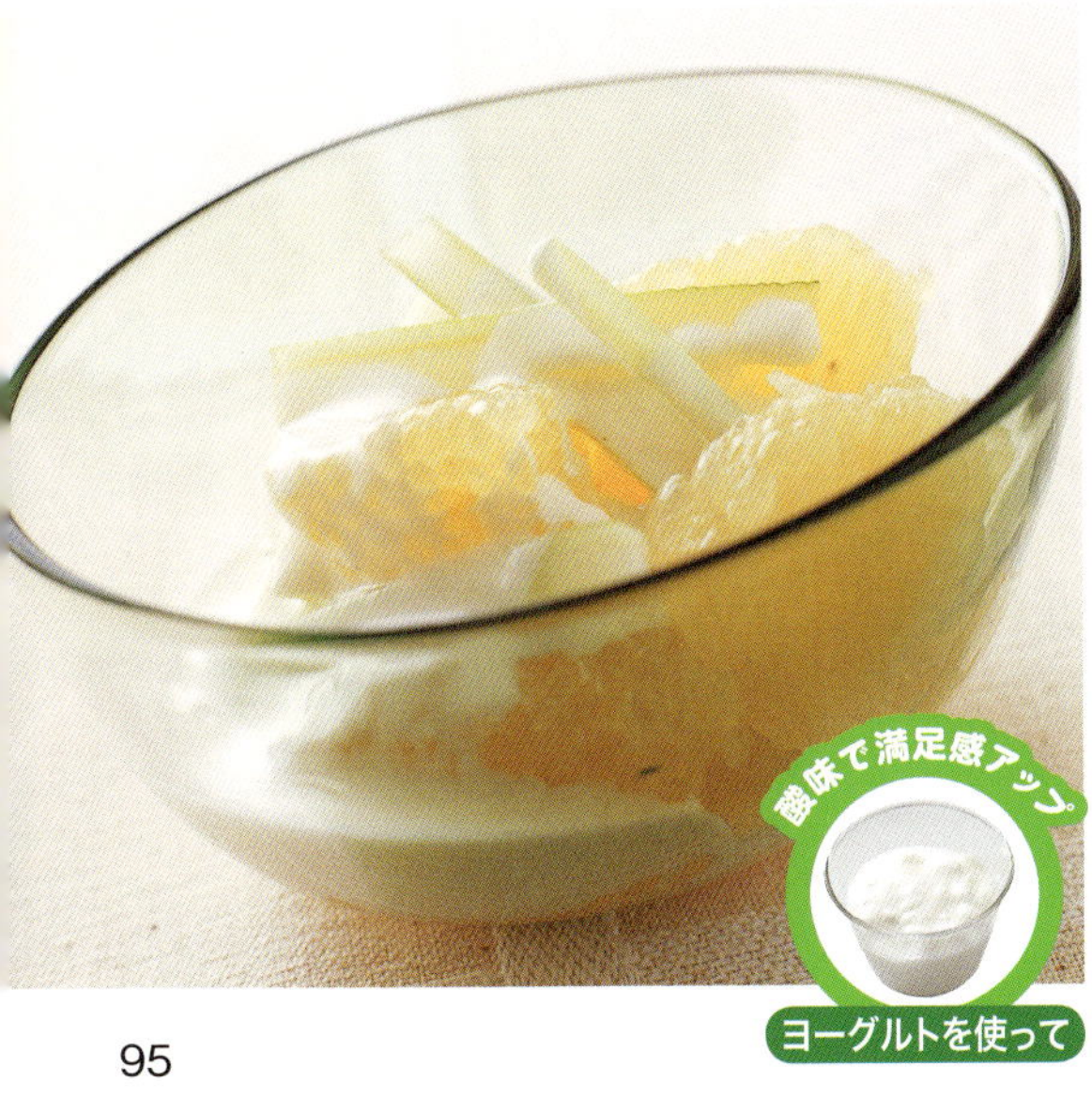
酸味で満足感アップ
ヨーグルトを使って

材料［2人分］

グレープフルーツ…… 小1個（200g）
セロリ……………… 大½本（50g）
A
- プレーンヨーグルト…… ½カップ
- マヨネーズ…………… 小さじ1
- レモン汁……………… 小さじ1
- はちみつ……………… 小さじ1

塩・こしょう…………… 各少々

［作り方］

1 グレープフルーツは薄皮をむいて一房を半分にちぎり、セロリは節を取って5㎝長さの薄切りにする。

2 ボウルにAを合わせてよく混ぜる。

3 1を器に盛り、2をかける。

しょうゆ味とも相性のよい
カレーでスパイシーに

ブロッコリーのカレーしょうゆかけ

1人分DATA 熱量／38kcal 塩分／0.7g

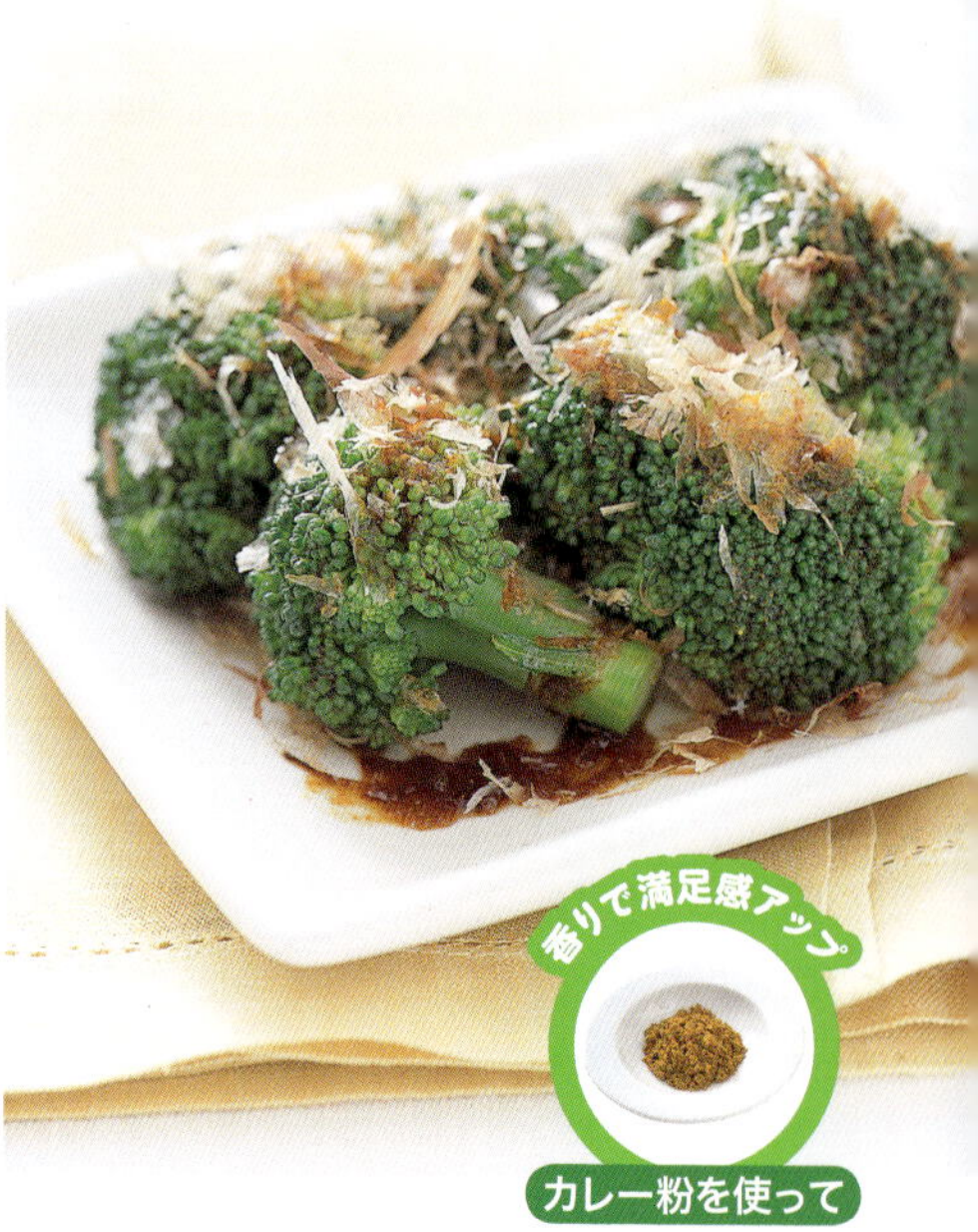
香りで満足感アップ
カレー粉を使って

材料［2人分］

ブロッコリー……………160g

A
- カレー粉……… 小さじ½
- しょうゆ………… 小さじ2
- みりん…………… 小さじ1

削り節………………………… 1g

［作り方］

1 ブロッコリーは小房に分けてフライパンに入れ、200mℓの水と塩ひとつまみを入れ、強火で3分加熱する。

2 Aを混ぜ合わせて削り節の半量を加える。

3 1を器に盛り、2をかけ、残りの削り節をふる。

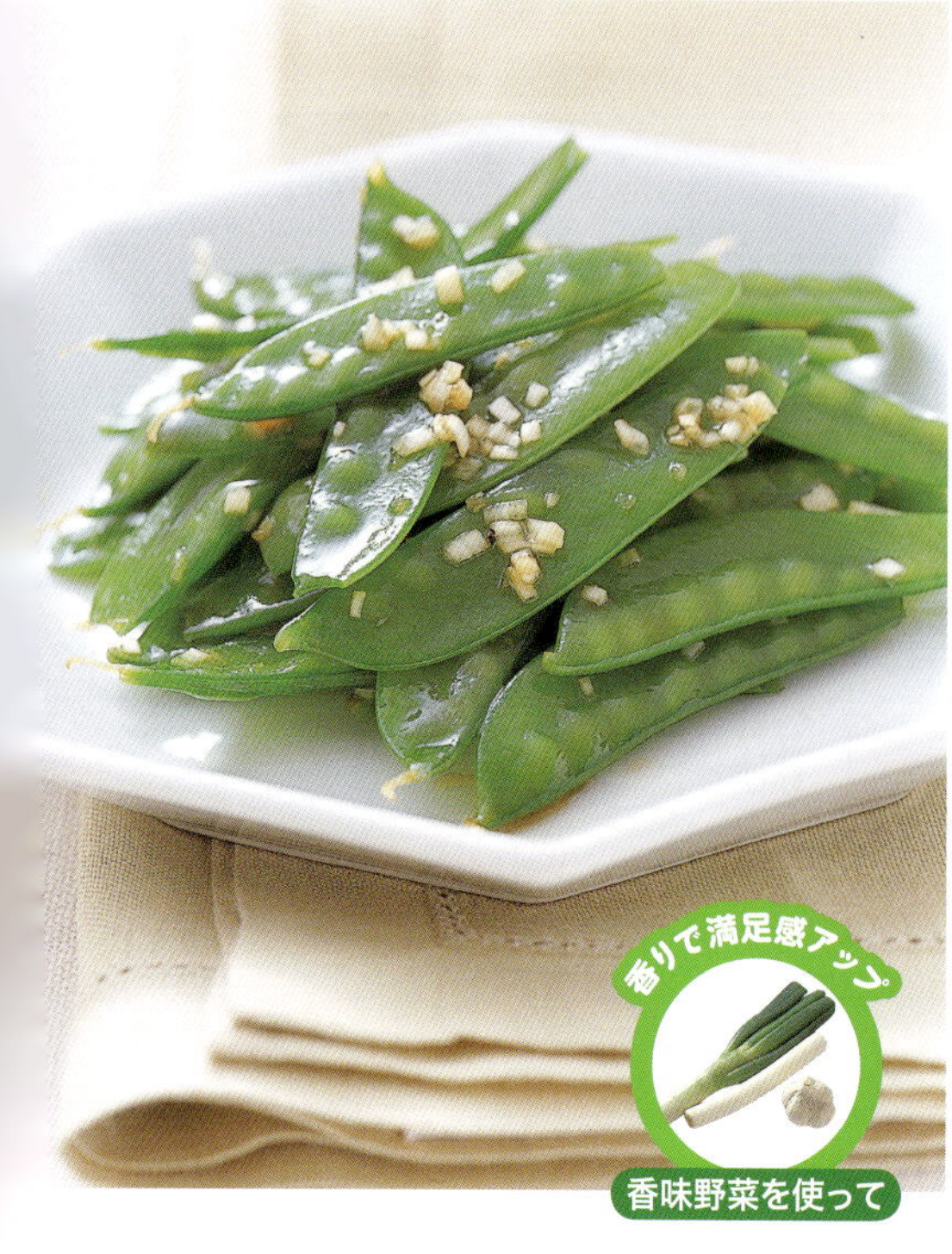
香りで満足感アップ
香味野菜を使って

にんにくとねぎの香りで
韓国風の和え物に

きぬさやのナムル風

1人分DATA 熱量／47kcal 塩分／0.8g

材料［2人分］

きぬさやえんどう……160g

ごま油…………………… 小さじ1

A
- 長ねぎ（みじん切り）
  ……………………… 大さじ1
- にんにく（すりおろし）
  ………………………… 少々
- しょうゆ………… 小さじ1
- 塩・こしょう…… 各少々

［作り方］

1 きぬさやはゆでて、大きければ半分に切り、ごま油をまぶす。

2 Aを混ぜ合わせて 1を和え、器に盛る。

みそでうまみを加えるのがポイント

ごぼうとにんじんのごまみそきんぴら

1人分DATA 熱量／166kcal　塩分／1.2g

材料［2人分］

すり白ごま…大さじ2
ごぼう…½本（75g）
にんじん
…………½本（75g）
サラダ油…大さじ1
A
- 酒・みそ
……各大さじ1
- 砂糖
…小さじ1～1½
- だし汁
………¼カップ

［作り方］

1 ごぼう、にんじんは斜め薄切りにしてからせん切りにする。

2 フライパンにサラダ油を熱してごぼうを炒め、しんなりしてきたら、にんじんを加えてさっと炒める。

3 2にAを加えて煮汁がなくなるまで炒め、火を止めてごまを混ぜ、器に盛る。

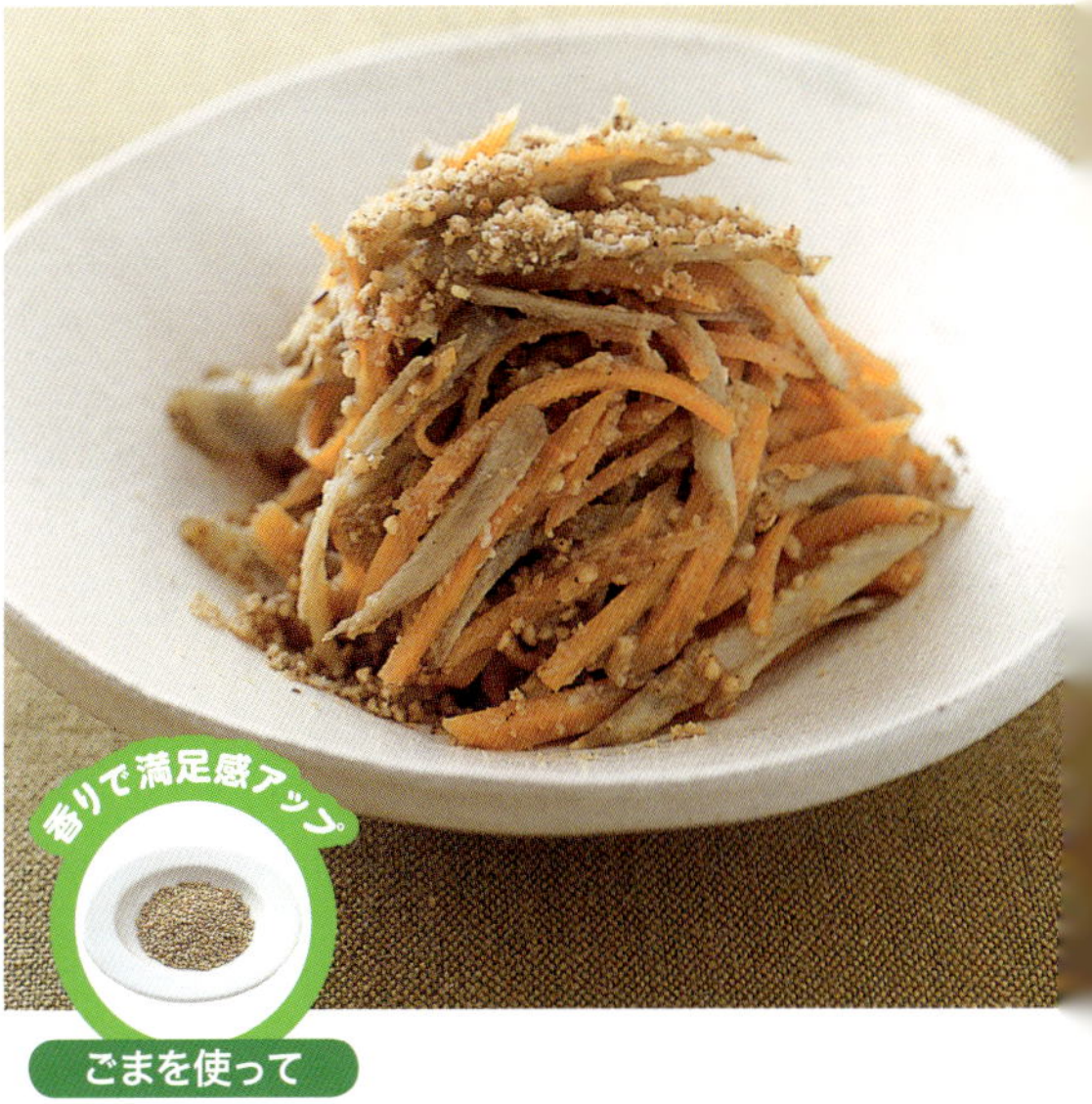
香りで満足感アップ
ごまを使って

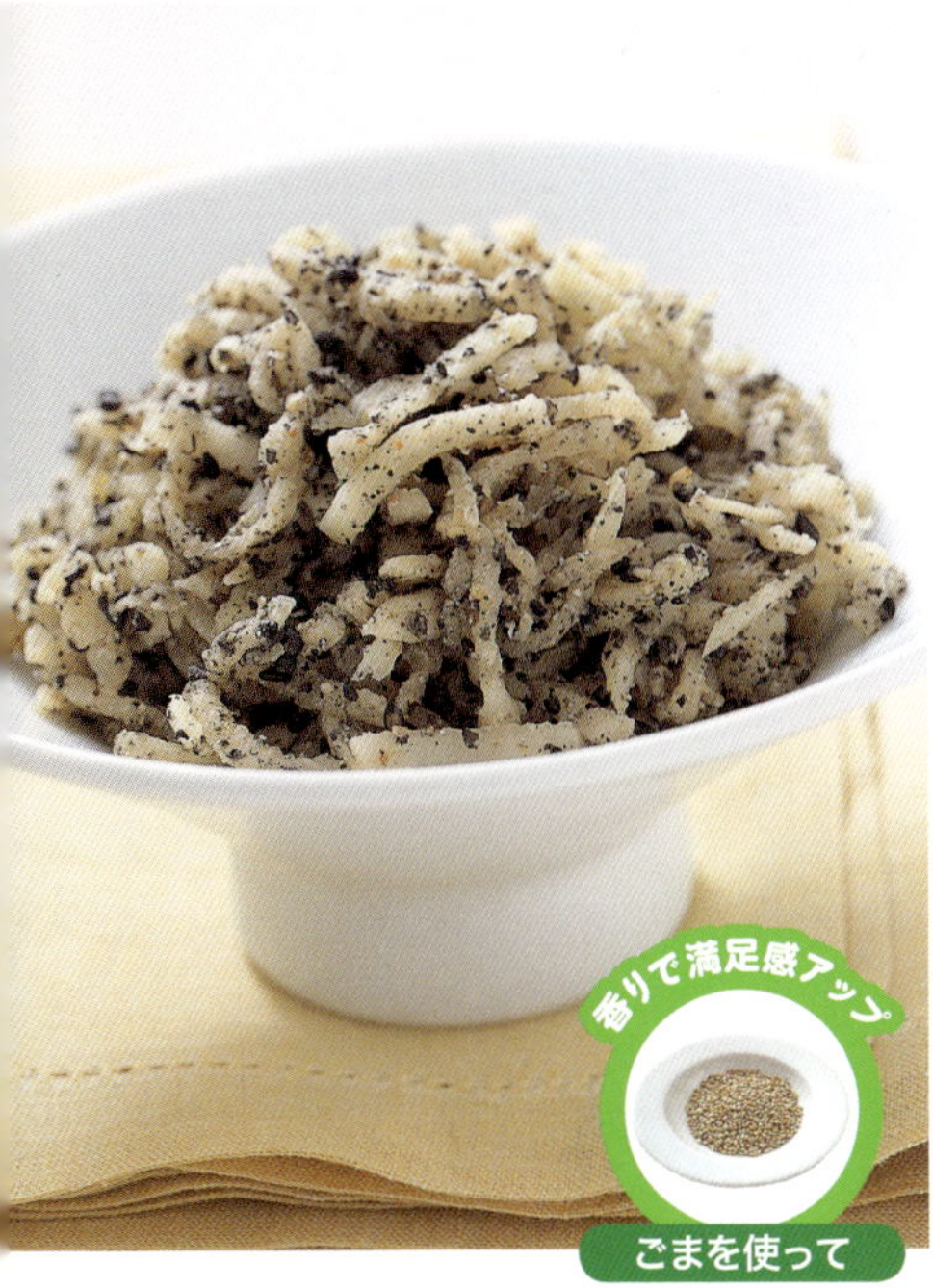
香りで満足感アップ
ごまを使って

辛子と酢を加えさっぱりといただきます

切り干し大根のごま辛子和え

1人分DATA 熱量／104kcal　塩分／0.7g

材料［2人分］

すり黒ごま……………大さじ2
切り干し大根…………30g
A
- 酢…………小さじ2½
- しょうゆ………小さじ½
- 砂糖……………小さじ1
- 練り辛子……小さじ½

［作り方］

1 切り干し大根はさっと洗って汚れを落とし、水に5～10分つけてもどす。水けを絞って食べやすく切る。

2 Aをよく混ぜ合わせて1を和え、すりごまを混ぜて、器に盛る。

大満足の低カロリー おやつレシピ

甘いものががまんできないのは意志が弱いからじゃない

血糖コントロールで大きな壁になりがちなのが「甘いもの対策」です。これには、もともと甘いものが好きでがまんが難しいという場合もありますが、糖尿病のしくみにも問題があると言えます。

糖尿病になると、血液中の糖をうまく細胞内に取り込めなくなります。すると、血液中には糖が増えすぎているのに、細胞は糖が不足していると感じ、甘いものを食べるように脳に指令を出します。つまり、甘いものを欲しがる体になってしまっているのです。そのため、むやみに甘いものを断つと大きなストレスのもとになり、反動でドカ食いするような悪習慣に陥りがちです。

少量を味わって食べドカ食いを防ごう

おすすめしたいのが、「甘いものは少量を味わって食べ、満

ためしてみました

甘いものを食べても血糖値が下がった！

番組で取材したCさん（52歳男性）は、210／dl だった血糖値を120／dl まで改善することができましたが、職場で出る甘いおやつも、同僚のみなさんと一緒に食べているそうです。

「自分だけ食べないのはみじめな気持ちになるので、みなさんと一緒に楽しむことにしました。その代わり食べたものはメモしておき、1日にとる総カロリーで調整しています。これもここまで食事制限を続けられた理由のひとつだと思います」と話していました。

手作りおやつの裏ワザ

低カロリー素材でカロリーダウン

寒天やゼラチンのほか、乳製品のおいしさを生かせるスキムミルクやカッテージチーズ、カカオの香りを楽しめるココアなども低カロリー素材です。

果物や野菜で食物繊維を確保

果物や野菜を使えば、自然の甘味を生かせるうえ、血糖値の急上昇を抑える食物繊維をとることができ、不足しがちなビタミンやミネラルも補えます。

足感を得てストレスをなくす」という方法。甘いもので余分にとったカロリーも、少量なら1日の総摂取カロリーで調整すれば大丈夫です。

さらに、カロリーダウンの工夫がいっぱいの手作りおやつなら、敬遠しがちなケーキや、がまんしていたクリーミーなムースだって、カロリーを抑えながらおいしく食べられます。しかも自分で作れば添加物などの心配もありません。

手作りお菓子というと手間がかかると思われがちですが、ここで紹介するのは身近な材料で簡単に作れるものばかりです。

大和いもで簡単に作れる
なめらかな口当たりのいも茶巾

大和いもの二色茶巾

1人分DATA

熱量／44kcal　塩分／0g

材料［2人分］

大和いも（正味）……200g
砂糖……大さじ3
A 抹茶……小さじ1
A 砂糖……小さじ2

［作り方］

1 大和いもは皮をむいて一口大に切り、蒸し器で約20分強火で蒸す。

2 1をマッシャーなどで手早くつぶし（万能こし器などでこしてもよい）、熱いうちにへらなどで練って、なめらかになったら、砂糖を加えてよく混ぜる。

3 Aをサラサラになるまで混ぜ合わせ、2の⅓量に加えてよく混ぜる。

4 3の抹茶を混ぜたものと、白いままのものをそれぞれ8等分し、二色になるよう一つずつ組み合わせてラップに包み、茶巾にしてそのまま冷ます。

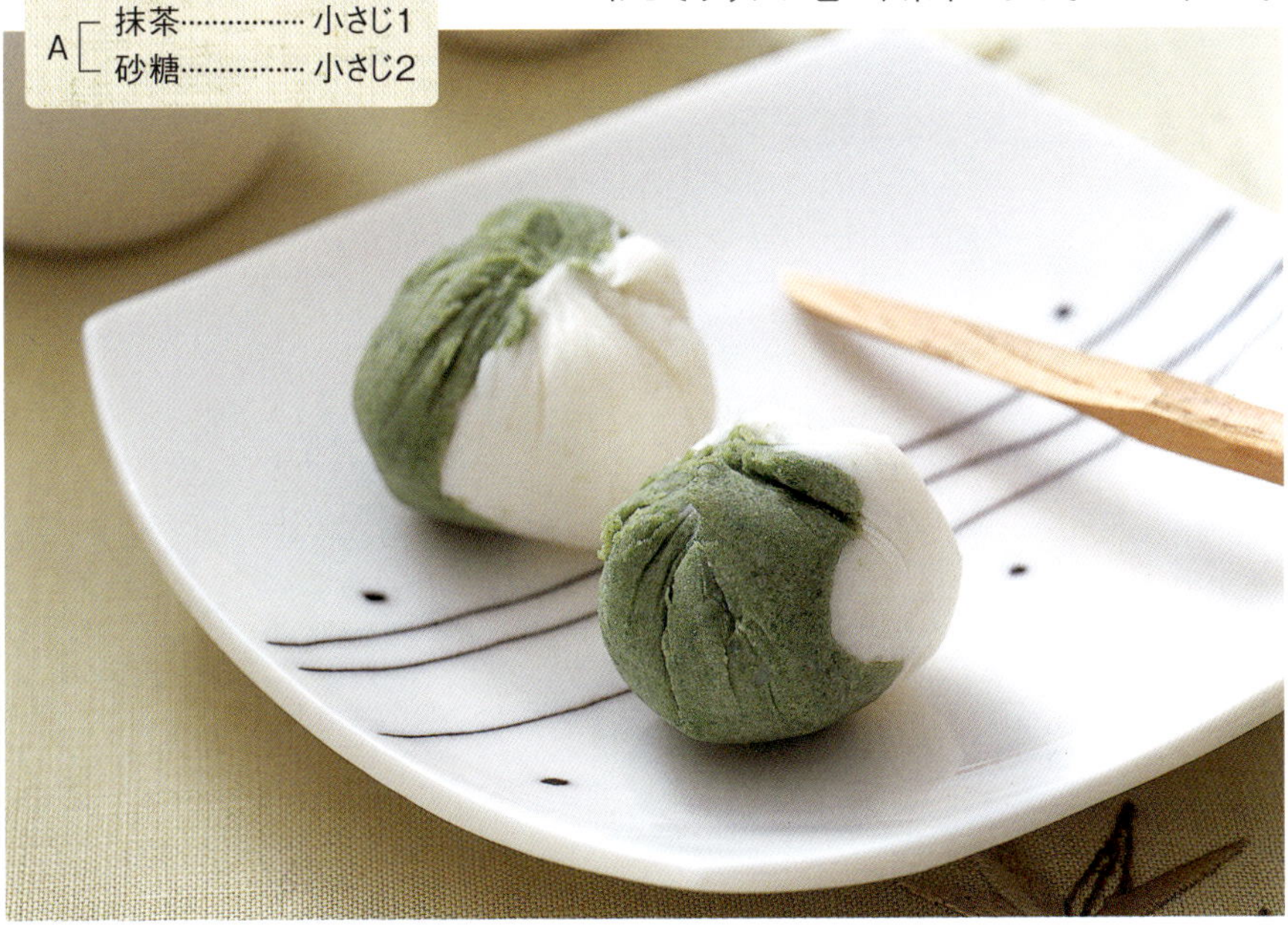

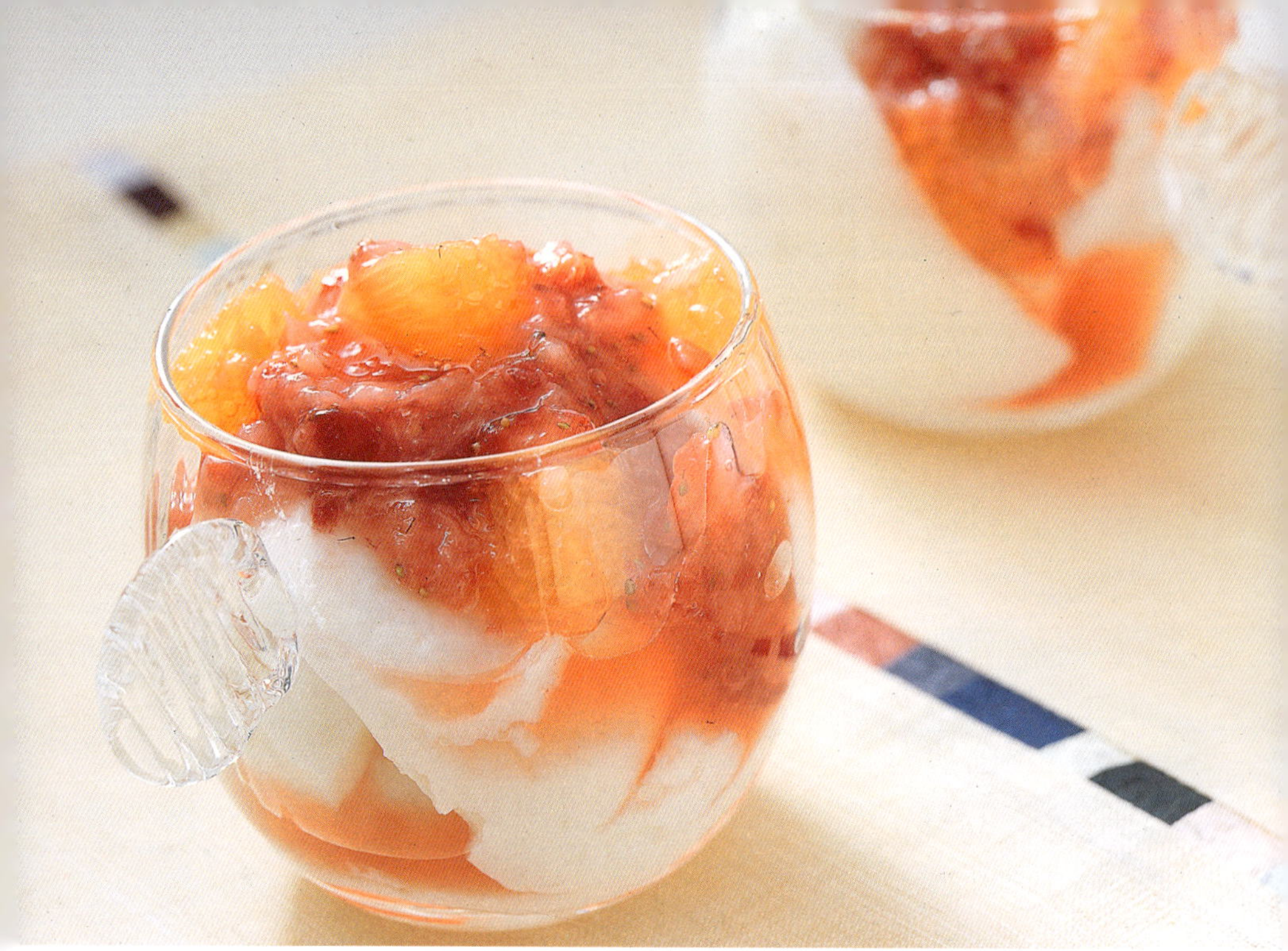

クリーミーなおいしさはそのままに
スキムミルクを使ってカロリーダウン

ミルクムース フルーツソース

1人分DATA 熱量／66kcal　塩分／0g

［作り方］

1 ゼラチンは冷水にふり入れ、冷蔵庫に10～15分おき、卵白は冷やしておく。

2 牛乳にスキムミルクを加えて溶かし、1のゼラチンを湯せんにかけて溶かして加える。

3 1の卵白に砂糖を加えて、しっかりと泡立てメレンゲを作る。

4 2を冷水にあててとろみがついたら、3を加えてむらなく混ぜ合わせ、バットなどに入れて冷蔵庫で冷やし固め、スプーンで器に盛る。

5 いちごはへたを取り、小さく切ってつぶし、オレンジは房から出して小さく切って混ぜ合わせ、4にかける。

低カロリーおやつのお助け食材

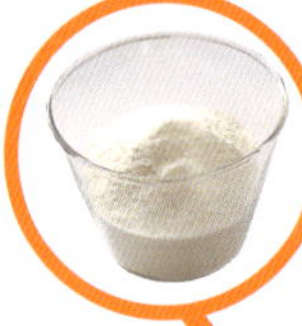

スキムミルク
（脱脂粉乳）

牛乳から脂肪分を除き、乾燥させて粉末状にしたものです。牛乳の量を減らしてスキムミルクを使えば、脂肪分を減らせるので、カロリーダウンに役立ちます。

材料［4人分］

粉ゼラチン	小さじ1
冷水	大さじ1
牛乳	½カップ
スキムミルク	15g
卵白	1個分
砂糖	20g
いちご	50g
オレンジ	50g

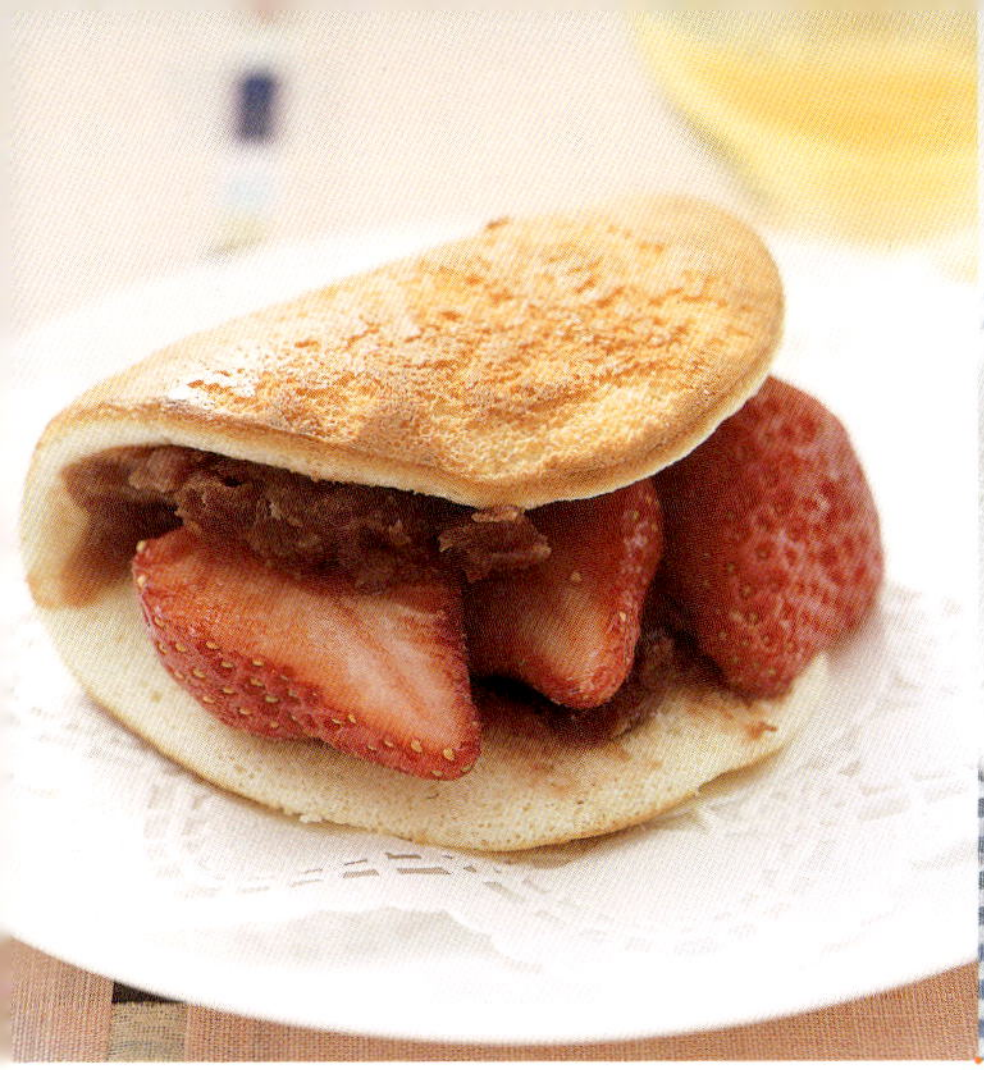

卵黄の量を控えてカロリーダウン。
フライパンで手軽に作れます

いちごとあんのオムレツケーキ

1人分DATA 熱量／125kcal　塩分／0g

材料［7個分］

卵白…………2個分	小豆あん（市販品）……………………100g
砂糖……………60g	いちご……12～14個（200g）
卵黄…………1個分	
小麦粉…………60g	

［作り方］

1 卵白は砂糖を3～4回に分けて加えながら泡立てる。

2 1に卵黄を加えてさっと混ぜ、小麦粉をふるい入れ、水大さじ2を加えて、さっくりと混ぜる。

3 2の生地を7等分し、18㎝角に切ったオーブンペーパーの上にだ円形にのばし、フライパンに並べて弱火で焼く。取り出してあら熱が取れたらラップをかけておく。

4 いちごはへたを取って縦半分に切る。

5 3を広げてあんをのばし、いちごをのせて挟み、ラップで包んで形を整える。

＊オムレツ生地が残ったら、1枚ずつラップで包んで冷凍しておくとよい。

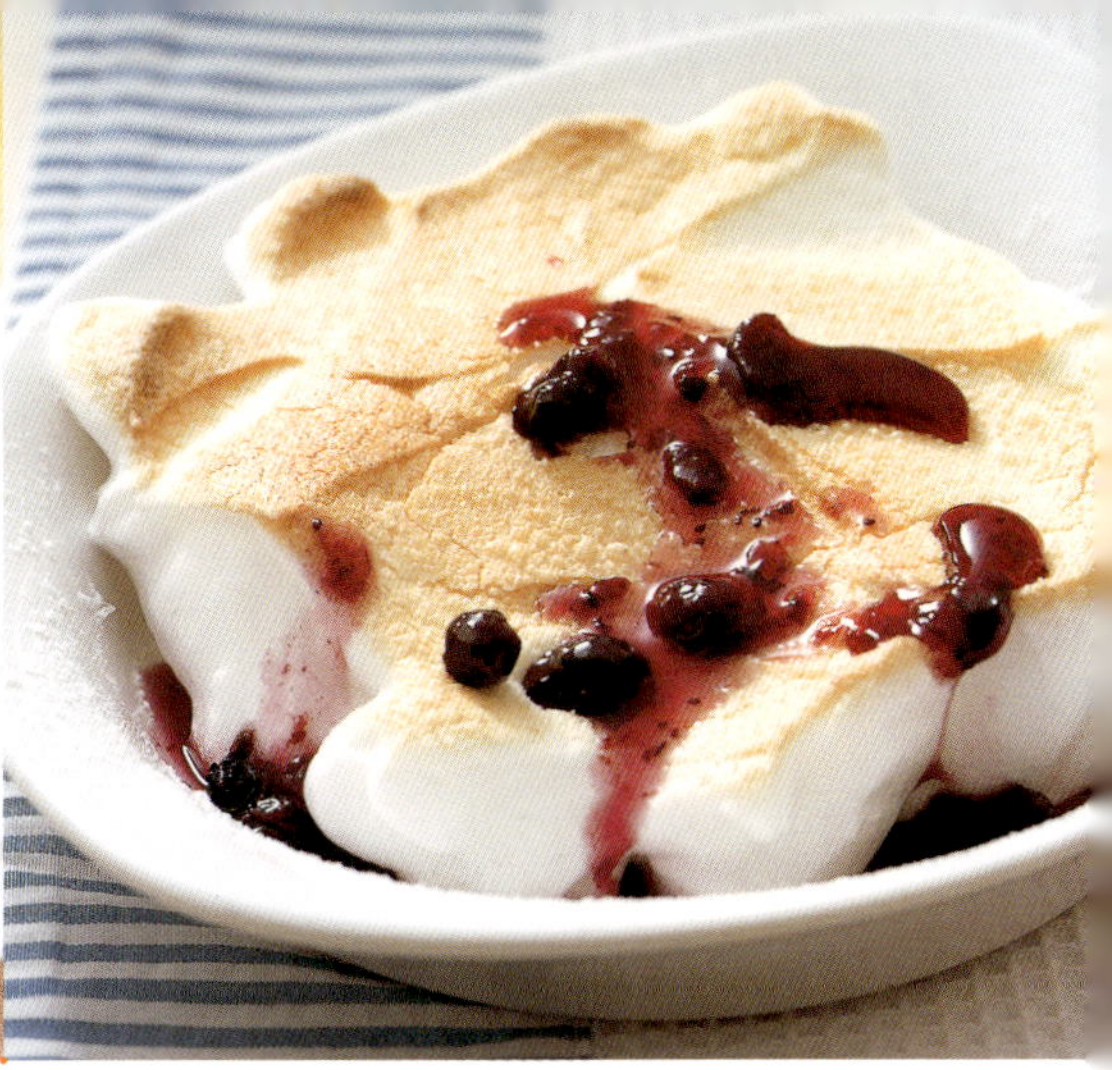

メレンゲをトースターで焼くだけ！
簡単低カロリーおやつの決定版

焼きメレンゲ ジャムソース

1人分DATA 熱量／40kcal　塩分／0g

材料［2人分］

卵白…………1個分	A ブルーベリージャム（低糖）………小さじ2
レモン汁……数滴	A 水……小さじ2
粉糖……………10g	
粉糖（トッピング用）……………………少々	

［作り方］

1 卵白は冷やしておき、レモン汁を加えて軽く泡立て、粉糖を加えて、さらにしっかりと泡立てる。

2 1を耐熱性の皿2枚にそれぞれ入れ、粉糖少々を茶こしに入れてふり、オーブントースターの弱で7～8分焼く（弱がないときは、2分加熱してから、スイッチを切ってそのまま7～8分おき、さらに1分加熱して4～5分おく）。

3 Aを混ぜ合わせてソースを作り、2にかける。

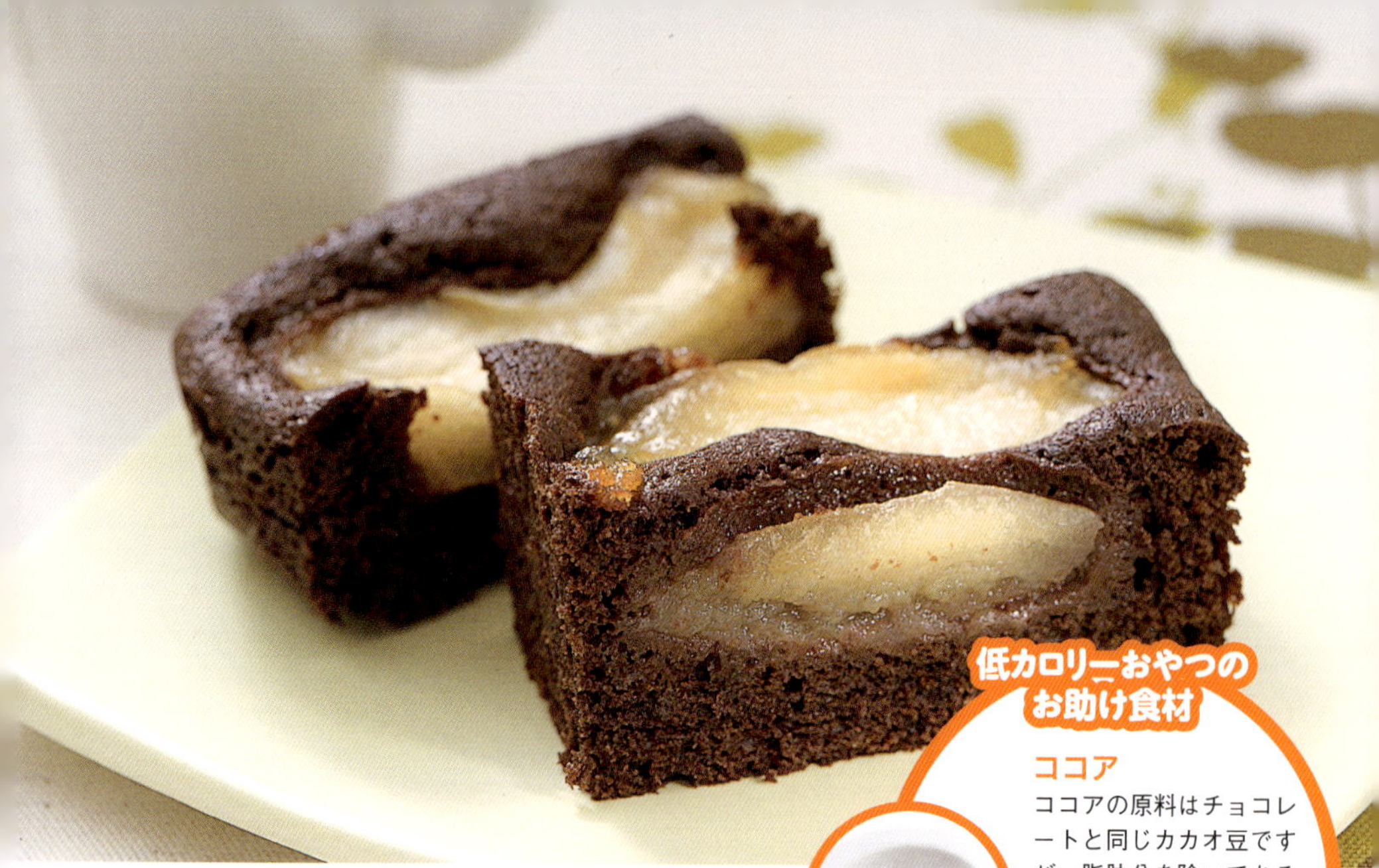

卵と砂糖の量を控えてココアの香りとりんごの甘味を生かします

りんごたっぷりココアケーキ

1人分DATA　熱量／150kcal　塩分／0g

低カロリーおやつのお助け食材

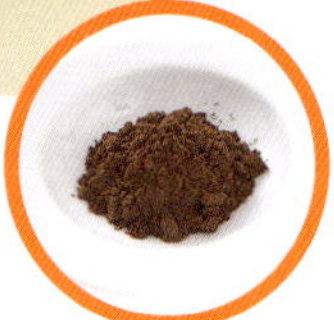

ココア

ココアの原料はチョコレートと同じカカオ豆ですが、脂肪分を除いてあるのでぐんと低カロリー。おやつ作りに使えば、カロリーを抑えながらチョコレート風味を楽しめます。

材料［24㎝角の天板1台分・16切れ分］

りんご……400g
はちみつ……大さじ2
A ┌ 小麦粉……100g
　 └ ベーキングパウダー……小さじ1
バター（食塩無添加）……120g
卵白……3個分
砂糖……120g
卵黄……2個
ココア……50g

［作り方］

1 バターは室温にもどして柔らかくし、卵白は冷やしておく。

2 りんごは皮をむいて芯を除き、8等分のくし形に切ってはちみつをからめ、鍋に入れてふたをし、蒸し煮する。

3 2の水分が出てきたら、ふたを取り、強火にして手早く水分をとばし、冷ます。

4 1のバターに砂糖80gを加えてふわふわになるまでよく混ぜ合わせ、卵黄、ココアの順に加えて、そのつどよく混ぜ合わせる。

5 1の卵白に残りの砂糖を2回に分けて加えながら泡立て、メレンゲを作る。

6 4に5の半量を混ぜ、Aを合わせてふるい入れ、残りの5を加えてむらなく混ぜ、オーブンペーパーを敷いた天板に流し入れ、平らにする。

7 6の上に3のりんごを水けをふき取ってからのせ、170℃のオーブンで30分焼く。冷めてから切り分け、器に盛る。

食物繊維たっぷりの小豆を
くずのとろみで味わうひんやりデザート

冷やし小豆くず

1人分DATA 熱量／105kcal 塩分／0g

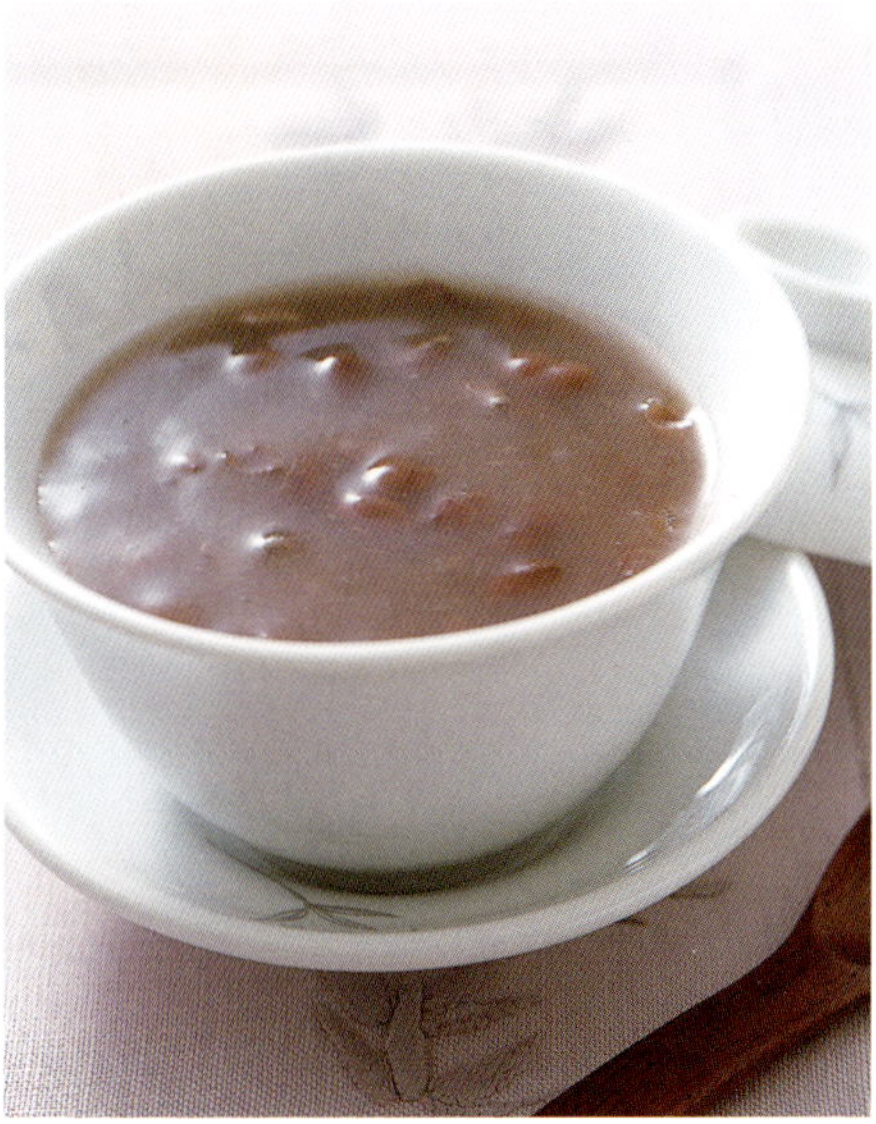

材料［2人分］

ゆで小豆（缶）…………80g
本くず粉………………大さじ1

［作り方］

1 本くず粉に水40mlを加えて溶く。
2 小鍋にゆで小豆と水160mlを入れて煮立て、1を少しずつ加えながら、弱火で2～3分煮る。
3 2を冷水につけて冷やし、器に盛る。

粗つぶしにしたかぼちゃの食感が
おいしいふんわりケーキ

かぼちゃの蒸しカップケーキ

1人分DATA 熱量／118kcal 塩分／0g

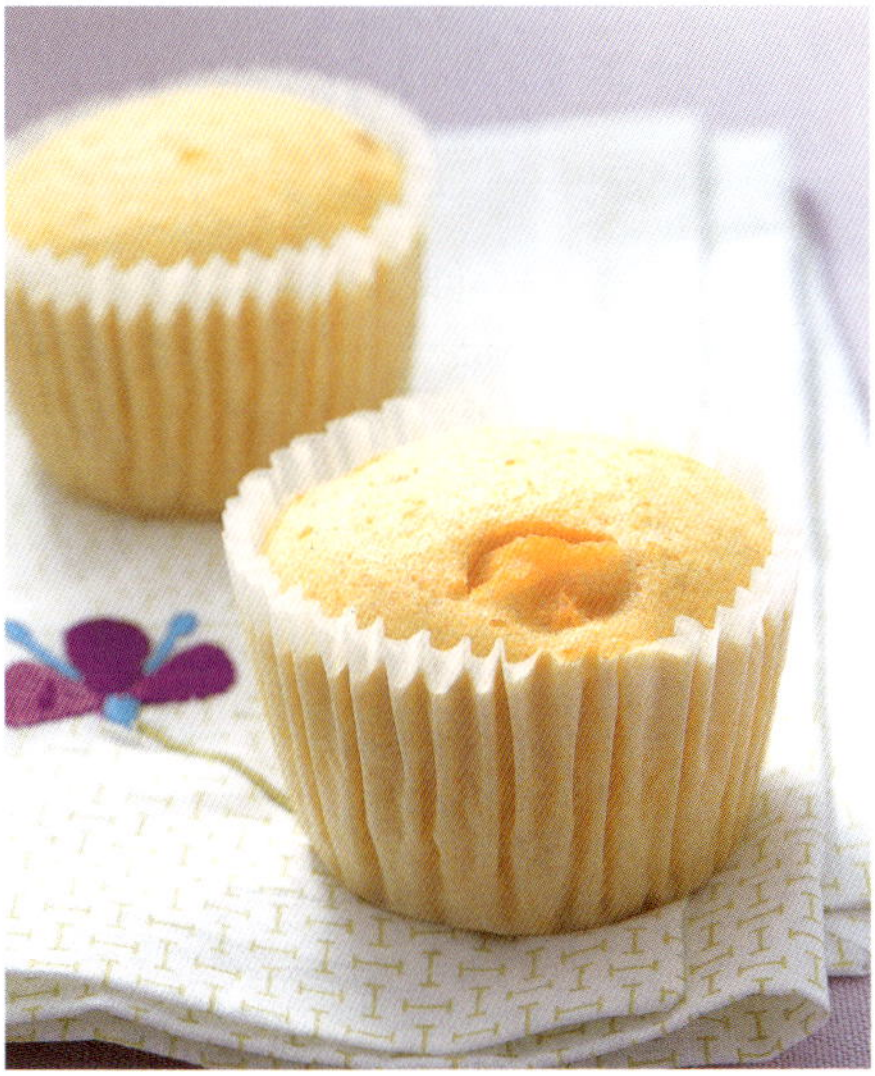

材料［7個分］

かぼちゃ
……150g（正味）
卵…………………2個
砂糖……………80g
A
- 上新粉…40g
- 小麦粉…20g
- ベーキングパウダー
……小さじ¾

［作り方］

1 かぼちゃは一口大に切って耐熱容器に入れ、ラップをふんわりかけて電子レンジで2～3分加熱する。
2 1が竹串がスッと通るくらいに柔らかくなったらフォークでざっくりとつぶし、大きめの固まりを分けておく。
3 卵を溶きほぐし、砂糖を加えてふんわりと泡立てる。
4 Aを合わせて2～3回ふるい、3に加えてさっくりと混ぜ、2のつぶしたかぼちゃを加えて混ぜ合わせる。
5 カップケーキ用の紙をプリンカップなどに入れて4の生地を流し、大きめのかぼちゃを埋めるようにのせ、蒸し器に入れて強火で20分蒸す。

◎テレビ番組制作スタッフ

石川範子、兼子将敏、北折一、斉藤潤、成田花緒里、皆川信司

◎出版物制作スタッフ

構成・編集 ―――― 川井紫夏子、志賀桂子（もくば舎）
写真 ―――― 国守正和、岡村信弘、松久幸太郎、青木加代子
スタイリング ―――― 高橋毅、高木ひろ子、広沢京子、槻谷順子
ヘア&メイク ―――― 梅田智（コール）
モデル ―――― 浅井日香理
文 ―――― 志賀桂子（もくば舎）
熱量・塩分計算 ―――― 小川聖子、牧野直子、福田芳子
イラストレーション ―― 福田玲子
ブックデザイン・DTP ― 株式会社シーツ・デザイン

【体操指導＜敬称略＞】

村永信吾

昭和34年8月14日生まれ。平成16年昭和大学医学部にて学位取得。亀田総合病院リハビリテーション事業管理部部長。患者のリハビリテーションや、高齢者のための筋力トレーニングを主体とした運動療法の研究、活動を行っている。理学療法士。公認アスレティックトレーナー。

【レシピ考案&調理＜敬称略＞】

小川聖子（P54～63、P70～74、P82～83、P89右、P91～92、P94、P96、P97下、P99～103）、今泉久美（P76～77、P89左、P93、P95、P97上）、武蔵裕子（P75、P84、P86～88）、福田芳子（P67～69）
【レシピ考案】加藤道久（P78、P81、P85）
【再現調理】今泉久美（P78、P81、P85）

NHK ためしてガッテン

ガッテン流！ 脱・糖尿病の新ワザ

2011年 3 月20日　第1版第 1 刷発行
2015年 5 月 3 日　第1版第14刷発行

編　者　NHK科学・環境番組部、アスコム
編　集　黒川精一
発行人　高橋克佳
発行所　株式会社アスコム
〒105-0002　東京都港区愛宕1-1-11　虎ノ門八束ビル
編集部　電話 03-5425-6627
営業部　電話 03-5425-6626　FAX 03-5425-6770
印　刷　中央精版印刷株式会社

Printed in Japan ISBN978-4-7762-0658-3